Dr. Jürgen Weihofen

Noni
Die Zauberfrucht aus der Südsee für Gesundheit und Lebensqualität

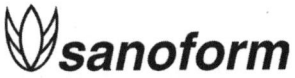

Dr. Jürgen Weihofen

Noni
Die Zauberfrucht aus der Südsee für Gesundheit und Lebensqualität

Originalausgabe

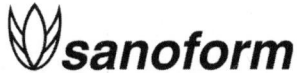 sanoform

sanoform-Verlag GmbH
Kölner Straße 33
53840 Troisdorf
Tel.: 02241-974126
Fax.: 02241-72940
e-Mail: info@sanoform.de

Besuchen Sie unsere Internetseiten:
www.sanoform.de

1. Auflage 2004
Dr. Jürgen Weihofen
Noni – Die Zauberfrucht aus der Südsee für
Gesundheit und Lebensqualität

Gesamtherstellung: RMO, München
Printed in Germany 2004
ISBN 3-925502-26-2

Inhalt

Vorwort

In Nordamerika ist Noni im Markt für Nahrungsergänzungsmittel das Produkt mit den höchsten Zuwachsraten. In den Medien werden der Frucht aus Hawaii oder Tahiti geradezu wundersame Wirkungen zugeschrieben. Die Anwendungen und erzielten Erfolge sind so zahlreich, dass sie einem skeptischen Geist alleine schon ob ihrer Fülle als unglaubhaft erscheinen. Vom Jungbrunnen für unsere Körperzellen ist die Rede, vom natürlichen Schmerzkiller aus der Südsee. Noni soll die Entwöhnung von Nikotin erleichtern, Krebs bekämpfen und Viagra überflüssig machen. Es haben sich Symptomverbesserungen gezeigt bei Depressionen, Schlafproblemen, Allergien und vielen anderen chronischen Erkrankungen.

Für dieses Buch habe ich die vorliegenden Informationen zum „Indischen Maulbeerbaum" gesichtet und leicht verständlich zusammengefasst. Es ist nicht meine Absicht, allzu euphorische Bewertungen hinsichtlich möglicher Heilwirkungen weiter zu verbreiten. Jeder, der sich ein wenig mit Naturheilprinzipien auseinandersetzt, wird nicht erwarten, dass ein einzelner Stoff, ein bestimmtes Kraut oder eine Frucht sämtliche kranken Menschen gesund machen kann. Wer Gesundheit als einen dynamischen Prozess betrachtet, als Fließgleichgewicht oder Balance und um die unendlichen Einflussmöglichkeiten weiß, die steuernd oder regulierend eingreifen können, der räumt Naturheilmitteln und funktionellen Nahrungsmitteln den Stellenwert ein, der ihnen zukommt. Nämlich als Anstoß für Körper, Geist und Seele, wieder ins Gleichgewicht zu kommen.

Menschen, die aktiv an der Erlangung eines Gesundheitsgleichgewichts arbeiten und vieles dafür tun, gibt Noni vielleicht den entscheidenden Anstoß. Dieser braucht dann auch nur so fein zu sein, dass der Biochemiker die Ursache an einzelnen Inhaltsstoffen nicht festmachen kann. Wer unter einem mehr oder weniger schweren Ungleichgewicht seiner Gesundheit leidet und meint, er müsse nichts ändern, alleine die zusätzliche Einnahme von Noni könne ihn heilen, wird vielleicht eine Enttäuschung erleben. Die sollte man dann aber nicht dem Naturmittel Noni anlasten.

Ich bin überzeugt, dass Noni gewiss ein wichtiger oder auch entscheidender Wegbegleiter sein kann zu mehr Gesundheit der Menschen in unserer westlichen Welt. Aber auch in ihrer Heimat ist die Morinda eingebettet in ein umfassendes Heilsystem der Huna-Lehre, der Weisheit der pazifischen Schamanen, den Kahuna-Heilern. Einen ihrer Leitsprüche sollten Sie als Leser dieses Buches spätestens nach der Lektüre befolgen: „Glaub mir kein Wort – verwirf auch nichts. Probier es aus – dann wirst du wissen!"

Für mögliche Fehler bitte ich um Nachsicht, über Hinweise freue ich mich ebenso wie über Zuschriften zu Erfolgen, die Sie persönlich mit der Heilkraft der Noni erzielen konnten.

Troisdorf, Januar 2004

Dr. Jürgen Weihofen

Über den Autor:

Dr. Jürgen Weihofen ist Diplom-Oecotrophologe, Dozent und Fachautor im Bereich Gesundheit und Ernährung. Er betreibt in Troisdorf eine Praxis für Ernährungsberatung.

Hinweis:

Dieses Buch kann bei einer behandlungsbedürftigen Krankheit den Besuch eines Arztes oder Heilpraktikers nicht ersetzen. Die Anwendung der Informationen liegt im Ermessen und in der Verantwortung des Lesers. Verlag und Autor können keine Haftung übernehmen.

Wunderbare Südseefrucht

Die deutsche Bezeichnung „Indische Maulbeere" führt uns genau so wie die englische „indian mulberry" nicht zur geografischen Heimat der Morinda citrifolia. Die liegt nämlich nicht in Indien, sondern auf den pazifischen Inseln Polynesiens. Es gibt eine Geschichte, die besagt, dass die Frucht von dort in die Karibik gelangte und zugleich mit den Eingeborenen von Kolumbus dort entdeckt wurde. So wie er sich in Indien glaubte und die einheimischen Bewohner folgerichtig als Indianer bezeichnet wurden, so erhielt auch die Pflanze den Namen indianische oder indische Maulbeere.

Dieser auf den ersten Blick verfälschende Name traf, wenn die Geschichte stimmt, unbewusst allerdings wahrscheinlich doch den Kern der Herkunft des Gewächses. Denn die Überlieferung der polynesichen Bevölkerung besagt, dass die ersten Siedler vor 1.500 bis 2.000 Jahren das Gewächs mitbrachten, welches sie Noni nennen. Und sie kamen wahrscheinlich aus Indien.

Der botanische Name Morinda citrifolia nimmt im ersten Teil ebenfalls Bezug auf die indische Herkunft (indis) sowie auf „murus" für das Schwarz des Maulbeerbaumes. Die Sammelfrucht erinnerte die Namensgeber an die in unseren Breiten beheimatete Maulbeere. Im zweiten Namensteil verbirgt sich ein Hinweis auf die Blattform, die an diejenige der Zitrusgewächse erinnern soll.

Morinda citrifolia zählt zur Pflanzenfamilie der Rubiaceae, auf deutsch „Röte-" oder „Krappgewächse". Sie umfasst insgesamt etwa 6.000 Arten mit 500 Gattungen und stellt eine der formenreichsten Familien des Pflanzenreichs dar. In unseren Breiten zählen der Waldmeister dazu, der noch heute für die gleichnamige Bowle gebraucht wird sowie der Krapp, welcher bis zum letzten Jahrhundert als natürliches Färbemittel eingesetzt wurde. Mit dem Chinarindenbaum, der Brechwurz und dem Kaffeestrauch zählen auch wichtige Arznei- und Genusspflanzen dazu. Die Gattung Morinda selbst fasst ca. 80 Arten zusammen, die ausschließlich in tropischen Breitengraden vorkommen.

Noni würden wir eher als Busch bezeichnen, obwohl die Pflanze mit bis zu acht Metern Höhe auch einen baumartigen Charakter zeigen kann. Die Sprosse verholzen, die immergrünen gegenständigen Blätter können mit bis zu 40 Zentimetern Länge und 20 Zentimetern Breite recht groß werden. Sie sind ledrig, oval bis länglich-lanzettförmig, glattrandig und dunkelgrün glänzend. An den Blattschäften erscheinen das ganze Jahr über weiße, trompetenförmige, fünfzipflige Blüten auf einer Art traubenförmigen Blütenunterlage. Sie sind wohlriechend und stehen eng beieinander. Die Bestäubung besorgen Insekten oder der Wind. Aus den Blütenständen entwickeln sich ganzjährig vielsamige Sammelfrüchte. Sie sehen im frühen Stadium so aus, als hätten sie viele kleine Augen. Wie unsere Himbeere oder die Feige setzt sich die Nonifrucht also aus Teilfrüchten zusammen, genauer gesagt aus vielsteinigen Spaltfrüchten. Die Frucht der Morinda citrifolia ist meist faustgroß, vergleichbar mit einer großen Kartoffel. Ihre Gestalt ähnelt der von geschlossenen, unreifen Kiefernzapfen. Es gibt aber auch viel kleinere Exemplare sowie größere, die an einen kleinen Ball erinnern.

Die Nonifrucht wechselt ihre Farbe von grün (unreif) zu gelb oder fast weiß/durchscheinend im reifen Zustand. Sie ist von fleischiger bis gelförmiger Konsistenz, schmeckt leicht bitter bis herb und riecht ranzig bis käseartig, weswegen sie in Australien auch „Käsefrucht" genannt wird. Der Geruch ist vor allem auf freie lang-

kettige Fettsäuren wie die Caprylsäure zurückzuführen. Die unreifen oder halbreifen Früchte
lassen sich roh, gekocht oder auch getrocknet
gut essen. Sie sind bekömmlich und völlig un-
giftig. Als Nahrungsmittel haben die Menschen
Polynesiens die reifen Früchte wegen des inten-
siven Geruchs nur dann verwendet, wenn nichts
anderes verfügbar war. Trotzdem wollten sie auf
Noni nicht verzichten, weil sie sie zu Heil-
zwecken vielfältig einsetzten.

Noni wächst bevorzugt in Küstenregionen bis
hinauf zu 400 Metern, seltener bis zu 800 Metern Höhe. Man findet sie heute rund um den
Globus auf den Inseln Polynesiens, auf Hawaii,
in Mittelamerika, der Karibik, in Ostafrika, Indien, Südostasien, Australien, Neuseeland und
den Fidschi-Inseln. Sie gehört zu den wenigen
Pionierpflanzen, die in der Lage sind, sich auf
nur wenig verwitterter Lava anzusiedeln. Die
Morinda citrifolia toleriert auch salzige Mee-
resluft und einen gewissen Salzgehalt im Boden.
Sie ist anspruchslos, mag allerdings keine Stau-
nässe und starke Winde. Das Holz weist eine
hohe Härte und Widerstandkraft gegen salziges
Wasser auf.

Mit Noni über die Weiten der Ozeane

Die Ausbreitung der Pflanze erfolgte durch Wind, Wasser sowie den Menschen. Der Samen ist in der Lage, lange zu fliegen. Aber auch der Transport durch das salzige Meerwasser beeinträchtigt seine Keimfähigkeit nicht. Schutz bietet eine Art Pulpe um den rötlich-braunen Samen, die leichter als Wasser ist und ihn damit schwimmfähig macht. Diese Vorteile sorgten bereits für eine weite Verbreitung in der Inselwelt Polynesiens. Die in winzigen Einbäumen die Inseln besiedelnden Menschen wollten es jedoch nicht dem Zufall überlassen, ob sie in ihrer neuen Heimat die Noni vorfinden würden oder nicht. Sie nahmen 24 Pflanzen, die für sie lebensnotwendig waren, in ihren Kanus mit. Bis heute hat sich das alte Wissen der Ureinwohner in Form einer Liste der 24 Kanu-Pflanzen erhalten. Noni gehört dazu:

1. Ape (Alocasia macrorrhiza)
2. Awa (Kava-Kava)
3. Awapuhi (wilder Ingwer)
4. Hau (Hibiscus)
5. Ipu (Flaschenkürbis)
6. Kalo (Taro)
7. Kamani (Alexandrinischer Lorbeer)

8. Ki (Ti-Pflanze, Cordyline terminalis)
9. Ko (Zuckerrohr)
10. Kou (Cordia subcordata)
11. Kukui (Kerzennussbaum)
12. Mai a (Banane)
13. Milo (Portia-Baum)
14. Niu (Kokosnuss)
15. Noni (indische Maulbeere)
16. Ohe (Bambus)
17. Ohià Ai (Bergapfel)
18. Olena (Curcuma)
19. Olona (Touchardia latifolia)
20. Pia (Polynesische Pfeilwurzel)
21. Uala (Süßkartoffel)
22. Uhi (Brotfrucht)
23. Wauke (Papier-Maulbeere)

Noni ist die einzige Pflanze aus der Familie der Morindagewächse, die auf allen besiedelten Inseln des Pazifiks zu finden ist. Auch dies belegt, dass es die Menschen waren, die für die gezielte Verbreitung der Morinda citrifolia im Pazifik sorgten. Sie wollten auf den „Baum des Lebens" nicht verzichten, der so vielfältig wie kein anderer von heilkundlich genutzt wurde.

Die Besiedlung der weit verstreuten Eilande im Pazifik erfolgte nach heutiger Erkenntnis durch mutige Seefahrer, die lange vor uns Europäern mit in unseren Augen „primitiven" technischen Mitteln schier unendliche Weiten des Meeres überwanden. Man geht davon aus, dass die Einwanderer im 1. und 2. Jahrhundert nach Christus mit kleinen, mit Segeln versehenen Ausleger-Kanus aus Südostasien die Inseln im größten der drei Meere besiedelten. Noch heute finden Anthropologen europäische Merkmale bei den Polynesiern. Max Long hat gezeigt, wie sich sprachliche Verwandtschaftsverhältnisse von Nordafrika über Madagaskar und Indien bis Polynesien hin nachweisen lassen. In der Sprache der Berber Nordafrikas heißt das hawaiianische Wort „Kahuna" beispielsweise „Quahuna". Eine weibliche Kahuna nennt man in Hawaii „Kahuna wahini", in Afrika „Quahuna quahini".

Der Pazifik ist mit seinen 180 Millionen Quadratkilometern über drei mal so groß wie der größte Kontinent der Erde, Eurasien. Darin liegen die Inseln verstreut wie winzige Pocken der Erdkruste, die aus der Tiefe durch vulkanische Ausbrüche bis über die Meeresoberfläche vordrangen oder sich aus Korallenriffen aufgebaut haben. Im Dreieck von Hawaii im Norden, den Osterinseln im Osten und Neuseeland im Südwesten liegen Tahiti, Fidschi, Tonga, Samoa, die Austral-, Tuamotu-, Marquesa-, die Gesellschafts- und Cookinseln. Man fasst sie unter dem Namen Polynesien zusammen. „Poly" heißt übrigens im Griechischen viel, „nesos" Insel.

Die Südseeinseln sind für uns das, was man als letzte Paradiese bezeichnet. Gleichmäßiges, warmes Klima, ausreichend Nahrung aus dem Meer und wildwachsend an Land waren für die ersten Siedler die ausschlaggebenden Umweltfaktoren, die sie anlockten. Legenden und Sagen sowie das verborgene Geheimwissen der polynesischen Völker sind Belege dafür, dass sie alles andere als „rückständig" waren. Sie schafften es immerhin, eineinhalb Jahrtausende vor uns diesen Raum zu erobern. Dabei bedienten sie sich ganz anderer Techniken. Sie ließen sich von Wahrnehmungen leiten, die wir heute noch als „außersinnlich" deklarieren, weil wir sie mit unserem Verstand nicht „be-greifen" können. Sie besaßen Kenntnisse der Navigation, die wir nicht nachvollziehen können. Sie ließen sich von Intuitionen leiten, sie hatten Verbindungen zu einem Wissen der Natur und der Naturgewalten, die wir nur unvollständig mit Worten beschreiben können. Jedenfalls war das Ergebnis, dass einige Menschen über Tausende von Kilometern winzige Erdflecken in der riesigen Wasserwüste fanden, die ideale Lebensbedingungen boten.

In ihren kleinen Booten brachten die Siedler auch die Noni-Samen mit. Sie machten die Erfahrung, dass dieser wichtige Strauch in Küstennähe immer gedieh, sowohl auf vulkanischem Boden Hawaiis, den Kalksteinböden Guams als auch den sandigen Küstenböden Australiens. Einer Legende nach soll Noni jedoch von einem untergegangenen Kontinent „Lemuria" stammen, der Heimat einer kleinwüchsigen, dunkelhäutigen Menschenrasse, den Menehunes. Wenige von ihnen sollen noch auf den polynesischen Inseln überlebt haben, als die ersten Siedler aus Südostasien kamen.

Sprachverwandtschaften, ähnliche Bräuche und Riten geben Hinweise auf die Wege der Besiedlungen. Auch der Name der Morinda citrifolia selbst weist auf die Verwandtschaft und auch auf Verbindungen zwischen den Inseln des indisch-pazifischen Raums hin. „Noni" ist die Bezeichnung auf Hawaii, Tonga und Samoa. Auf Tahiti und Raratonga wird sie „Nonu" bzw. „Nono" genannt, in Südostasien „Nhau" (gesprochen „noo"). Auf Guam bezeichnen die Einheimischen die Morinda citrifolia als

„Lada", in Malaysia als Mengkudo, auf den Fidschi- und Cookinseln als „Kura" und in Afrika als „Bumbo". Überall wurde sie traditionell gebraucht als Heil- und Färbepflanze. Die wunderbaren Gelbtöne der traditionellen Bekleidung in Polynesien erzielt man traditionell mit dem Wurzelsaft des Noni-Busches. In Indien werden Seidensaris mit Hilfe der Morinfa citrifolia natürlich und schonend rot und gelb gefärbt.

Gelb und rot haben für die Polynesier besondere Bedeutungen. Gelb steht für die Erde und rot für das Feuer. Sie schmückten früher nur Könige, Häuptlinge oder geistige Führer, die die Aufgabe hatten, den Weg der Gemeinschaft zu bestimmen. Die gelbe Farbe gewann man aus der in der Erde ruhenden Wurzel der Morinda, die rote aus der sonnenbeschützenden Rinde. Die Wurzeln wurden morgens ausgegraben und die Rinde wurde von den Zweigen geschält. Die kleingeschnittenen Wurzelstückchen und Rinden wurden verrieben, die Fasern entfernt und anschließend aufgekocht. Nach dem Verdampfen des Wassers verblieb die färbende Paste zurück. Später gründete sich eine auf der Morinda entwickelte Farbstoffchemie, die durch eine Reihe von Prozessen die Alizarinfarbstoffe aus der Pflanze gewann, bis es gelang, sie chemisch-synthetisch herzustellen.

Noni in der Kahuna-Volksmedizin

Kahunas sind die Schamanen in Hawaii. Sie sind Ärzte und Priester in einer Person, die für unseren Verstand nicht nachvollziehbare „Wunderheilungen" vollbringen können. Sie leben bescheiden und zurückgezogen, führen keine Praxis, sondern üben oft ganz profane Berufe aus. „Ka" steht für Meister, und „huna" wird mit Geheimnis übersetzt. „Hu" steht aber auch für alles männliche, „Na" für alles weibliche. Huna beschreibt also wie das chinesische Yin-Yang die ewige Polarität des Lebens.

Die Volksheilkunde ist in Hawaii und Polynesien eine spirituelle Weisheit, die in Familientraditionen weitergegeben und vielfältig ausgeübt wurde. Die Kahuna-Heiler setzten Kräuterheilkunde und alle Kräfte des Bewusstseins ein, um den Organismus positiv zu beeinflussen. Leider wurde dieses alte Wissen durch die „Verwestlichung" zum Teil in den Untergrund gedrängt oder ausgelöscht. Mühsam müssen wir heute die Reste ausfindig machen, um die Schätze wie Noni zu heben, die auch uns zu mehr Gesundheit verhelfen können.

Über Heilanwendungen von Noni gibt es vielfältige Berichte in der Tradition der Volksmedizin. Die indische Heilkunst Ayurveda kennt den Nutzen der Noni, ebenso die Volksheilkunde in Indonesien und Vietnam. In über 2.000 Jahre alten ayurvedischen Schriften soll bereits über die segenreichen Wirkungen des indischen Maulbeerbaums, u.a. als Aphrodisiakum, berichtet worden sein. Die Heilwirkungen wurden ins Mystische überhöht. Auf Tonga gibt es eine Legende, wonach ein Gott „Maui" durch das Auflegen von Noniblättern wieder zum Leben erweckt worden sein soll. Der Geruch reifer Noni soll unerwünschte Geistwesen (aitu) vertreiben.

Suzan H. Wiegel beschreibt, wie die Heilkundigen auf Hawaii, die Kahunas, Noni als Heilmittel einsetzen. Sie gehen die ganze Wachstumsperiode über jeden Tag zu den Noni-Büschen, von denen sie die Früchte ernten wollen. Sie beten mit der Pflanze und den heranwachsenden Früchten, damit sie mit positiver Energie vollgeladen sind.

Zunächst mag uns dieses Vorgehen befremdlich erscheinen. Und doch wissen auch wir um besondere Beziehungen zwischen Menschen und Pflanzen. Wer kennt nicht den Spruch vom „grünen Daumen"? Pflanzen gedeihen dann besonders gut, wenn sie über die rein mechanische Pflege hinaus Aufmerksamkeit und Zuwendung bekommen. Liebevolle GärtnerInnen sprechen regelrecht mit ihren Lieblingen, die es ihnen mit außergewöhnlich gutem Gedeihen danken.

In den naturverbunden lebenden Völkern Polynesiens ist die Verbindung zu den Pflanzen noch besonders innig. Sie erleben die Morinda citrifolia als stoffliche Manifestation eines hilfreichen Geistes, der sich anbietet, die Leiden der Menschen zu lindern und zu heilen. Sind die Früchte reif, fragt der Kahuna die Pflanze, ob sie bereit sei, ihm ihre Früchte zu schenken. Er nimmt sie dankend an und legt sie in ein Glas. Dieses lässt er von der Sonne bescheinen und betet weiterhin mit den Früchten. Nach und nach werden die Nonifrüchte braun und sondern einen braunen Saft ab. Diesen macht der Kahuna durch Alkoholzusatz haltbar. Noni dient den Schamanen als Harmoniemittel. Sie reinigt und entgiftet, unterstützt die Nierentätigkeit, die Leberfunktion und den Lymphfluss. Damit wirkt sie entsäuernd und hilft, ein gesundes Säure-Basen-Gleichgewicht herzustellen. Noni beeinflusst weiterhin Magen und Darm, Haut und Knochen, den Blutdruck sowie das Herz.

Auf emotionaler Ebene mildert Noni die Wirkungen negativer Gefühle auf den ganzen Menschen. Gefühlsblockaden, die auf vergangenem Geschehen beruhen, werden aufgelöst und der Aufbau positiver Gedankenmuster (Lono) gefördert. Die Kahunas glauben, dass Noni die Entgiftung der Aura unterstützt und sogar dabei hilft, belastende Prägungen aus vergangenen Leben aufzulösen. Die Strahlkraft der Aura werde erhöht. Die Frucht unterstütze Reinigung und Lösung nach Stresssituationen, Erlebnissen, die zu Ärger führen sowie nach Schicksalsschlägen. Die Südseefrucht spreche besonders das erste, zweite, dritte und fünfte Chakra an.

Die Volksmedizin der Südseevölker kennt sehr viele Anwendungen von Morinda citrifolia. Manche bezeichnen den Busch als „Baum des Lebens", wir würden sagen, er ist eine lebende Natur-Apotheke. Genutzt werden nicht nur die Früchte, sondern auch Wurzeln, Rinde, Blätter und Blüten. Säfte werden durch verschiedene Methoden aus den Früchten gewonnen. Weitere

Verarbeitungsverfahren sind Reifen im Sonnenlicht, Fermentation, Gewinnung alkoholischer Auszüge. Anwendungsformen sind Aufgüsse, Tees, Zubereitungen des Holzes (Pulver) oder Breiumschläge.

Auf Samoa und den Fidschiinseln wurde die Nonifrucht in Hungerszeiten als rohes oder gekochtes Gemüse zubereitet. In den Blättern werden heute noch Fisch und Fleisch gegart und mit verspeist. Aus halbreifen Früchten wird Saft gewonnen.

Die fast universelle Verwendung der Noni kommt in folgendem Ratspruch der Kahunas zum Ausdruck: „Es kommt darauf an, wie du dich fühlst. Wenn du dich besser fühlst, nimm Noni. Wenn du gar nichts merkst, nimm trotzdem Noni." Noni ist damit ein ideales Mittel zur Pflege der Gesundheit. Man sollte also mit der Verwendung von Noni nicht warten, bis sich eine Krankheit manifestiert hat. Wer klug ist, der nutzt die vielfältigen Wirkkräfte bereits, wenn sich noch keine Krankheitssymptome zeigen. Das Harmoniemittel sorgt dafür, dass es nicht zu den Gesundheitsdefiziten kommt, bei denen es von den Heilkundigen der Südsee auch als Therapeutikum verwendet wird. Nach den vorliegenden Quellen wird Noni volksheilkundlich eingesetzt bei

- Abszessen
- Akne
- Appetitlosigkeit
- Arteriosklerose
- Arthritis
- Blähungen
- Bluthochdruck
- Cellulite
- Darmkatarrh
- Depression
- Dermatitis
- Diabetes
- Ekzemen
- Erkältungen
- Flechten
- Geschwüren
- Gelenkbeschwerden
- Herzbeschwerden (nervöse)
- Insektenstiche
- Juckreiz
- Konzentrationsprobleme
- Krebs
- Lymphstau
- Müdigkeit
- Muskelschmerzen
- Parasiten
- Prostata
- Rheuma
- Schlafprobleme
- Schmerzen
- Schwellungen
- Sexualität
- Stoffwechselschwäche
- Übergewicht
- Venöse Stauungen
- Verdauungsschwäche
- Verschlackung
- Verstopfung
- Wechseljahresbeschwerden

Es gibt in Polynesien eine große Anzahl an fast geheimen Familienrezepten, die von Generation zu Generation weiter gegeben werden. Manche empfehlen, Noni nur an geraden Tagen, andere wiederum, sie nur an ungeraden Tagen einzunehmen. Die einen empfehlen, Noni nur morgens nüchtern, die anderen, besonders viel Saft nach Festen und Feiertagen zu nehmen. Nach einem weiteren Heilungsritual soll es besonders wirksam sein, Noni in einem 5-Tage-Rhythmus zu verwenden: fünf Tage Einnahme, fünf Tage aussetzen, fünf Tage Einnahme und so weiter.

Weitere traditionelle Heilanwendungen der Morinda citrifolia in Polynesien sind:

- Bei Magenschmerzen ein Tee aus der Rinde.

- Vorbeugend und zur Behandlung von Erkältungskrankheiten, Husten und Lungenproblemen der Fruchtsaft sowie Tee aus Blüten, Blättern und Rinde.

- Bei Darmparasiten und Durchfall der Fruchtsaft, ein Tonikum aus Früchten, Wurzeln und Blättern oder Rindenpulver.

- Wund-, Kopfschmerzen, Migräne, Neuralgien und Rheuma behandeln die Indianer Zentralamerikas mit Noniblättern.

- Schwellungen, Entzündungen, Schnittwunden und Verbrennungen werden mit Umschlägen aus der Nonifrucht gelindert.

- Entzündungen und offene Wunden wurden in der Karibik mit Auszügen aus den Nonifrüchten behandelt.

- Bei Menstruationsbeschwerden der Saft innerlich und ein Absud der Rinde äußerlich.

- Gegen Augenerkrankungen soll ein Blütenextrakt helfen.

- Zur Fiebersenkung ein Tee aus den Blättern.

Die frühe Verbreitung von Noni rund um den Erdball führte zu volksheilkundlichen Anwendungen auch in anderen Ländern:

- In China setzte man Morinda citrifolia und die verwandte Morinda officinalis als Yangstärkendes Mittel ein, um eine Immunstärkung zu bewirken.

- In Afrika ist der Gebrauch von „Bumbo" zur inneren Reinigung, als Abführmittel und zur Fiebersenkung üblich.

- In Indien findet man in der Literatur um das Kamasutra Rezepte, die „Numa" empfehlen rein körperlich zur Vergrößerung des „lingam" (männliches Geschlechtsteil) und auf der Gefühlsebene zur Vertiefung sexueller Empfindungen.

- Zur Behandlung von Atemwegserkrankungen, Asthma und Infekten benutzten die Aborigines in Australien die Morinda citrifolia.

Inhaltsstoffe der Nonifrucht

Naturverbundenen Völkern reicht die lange Tradition in der Volksmedizin zur Akzeptanz von Noni als Heilmittel. Hilfreich sind ihre zusätzlichen Sensibilitäten, die auf für uns „übersinnliche" Weise heilkräftige Anwendungen begründen. Wir westlichen Menschen gehen dagegen meist nach einem rein mechanistischen Modell vor. Wir meinen zu wissen, wie ein Mensch im Innern „funktioniert" und suchen nach Stoffen in der Noni, die bestimmte Wirkungen belegen können. Dieses Vorgehen ist nicht falsch, man sollte aber um die Grenzen wissen. Oft konnten in Naturheilmitteln tatsächlich einzelne Stoffe isoliert werden, denen man bestimmte Wirkungen zuordnen kann. Gilt aber auch der Umkehrschluss? Das heißt, wenn man diese

Stoffe (noch) nicht findet, bedeutet das dann, dass es keine Wirkungen geben kann?

Dazu drei Gedanken:

1. Hoch potenzierte homöopathische Mittel enthalten chemisch-analytisch betrachtet nicht ein einziges Molekül der Ausgangssubstanz mehr. Sie dürften also auch nichts bewirken. Tatsächlich steigt aber die Wirkung mit der Potenzierung (= Verdünnung) an.

2. Wenn Stoffe eindeutige chemische Wirkungen auslösen, warum reagieren die Menschen dann zum Teil so ganz unterschiedlich? Während die einen von bestimmten Stoffen krank werden, können anderen diese unter den gleichen Bedingungen nichts anhaben.

3. Gibt es nur die stoffliche Ebene, oder muss man nicht eine zweite und evtl. dritte Ebene akzeptieren? Welche Rolle spielen feinstoffliche Wirkungen, Informationen auf der Energieebene und Schwingungen für uns Menschen?

Wir fühlen uns jedenfalls viel wohler, wenn wir wissen, dass ein Naturheilmittel neben Vitaminen und Mineralstoffen auch viele sonstige „wertgebende" Bestandteile enthält. Nun ist es bei der Nonifrucht überhaupt nicht so, als hätte sie nichts vorzuweisen. Ganz im Gegenteil! Die Fülle der Inhaltsstoffe ist beeindruckend:

Vitamine

Vitamin A und seine Vorstufe, das **Carotin**, helfen dem Immunsystem im Kampf gegen Bakterien, Viren und den zu Recht gefürchteten freien Radikalen. Vitamin A braucht der Körper notwendig für den Aufbau einer gesunden elastischen Haut und die Abwehrfunktionen der Schleimhäute. Mangelerscheinungen äußern sich in rissiger, trockener Haut, brüchigen Fingernägeln sowie trockenen, juckenden Schleimhäuten. Vitamin A ist am Aufbau von Knorpel, der Sehrinde im Auge und der Produktion einiger Hormone beteiligt.

Vitamin B_1 (Thiamin) ist besonders wichtig für den Herzmuskel, den Darm und das Skelett. Mangel hat Müdigkeit, Muskelschmerzen und Lungenprobleme zur Folge.

Das **Vitamin B_2**, auch Riboflavin genannt, nimmt wichtige Aufgaben im Zellstoffwechsel und bei der Energiegewinnung wahr. Fehlt es in der Schwangerschaft, kann dies zu Minderwuchs des Fötus führen. Besonders für eine gesunde Haut ist es wichtig. Ein Mangel führt zu kleinen Rissen in den Mundwinkeln, gereizten Augen und Hautausschlägen. Er äußert sich zudem in Lichtempfindlichkeit, Sehstörungen, Muskelschwäche und Konzentrationsstörungen.

Das **Vitamin B$_3$** (Niacin) ist wichtig für Zellteilung und Zellneubildung, für das Immun- und Nervensystem. Mangel kann zu allgemeiner Krankheitsanfälligkeit, Nervenkrankheiten, Vergesslichkeit und Kopfschmerzen führen.

Vitamin B$_6$ (Pyridoxin) erfüllt in unserem Körper die Aufgabe eines Co-Enzyms. Das heißt, eine Reihe von Enzymen benötigt Pyridoxin für seine Funktion. Es hilft der Leber bei ihrem Stoffwechsel und spielt eine Rolle bei der Synthese des roten Blutfarbstoffs.

Folsäure ist vor allem beim Aufbau von Blutkörperchen und Schleimhäuten beteiligt. Sie ist wichtig für Zellwachstum und die Umwandlung von Aminosäuren. Ein Mangel, der gar nicht so selten vorkommt, führt zu unzureichender Bildung von roten Blutkörperchen sowie Antikörpern. Die Folge sind Immunschwäche, Veränderungen der Darmschleimhaut, Durchfälle, Angstzustände und Depressionen.

Biotin wird häufig als Schönheitsvitamin bezeichnet, weil es Probleme mit Haut, Haaren und Nägeln beseitigt. Neun schwefelhaltige Enzyme hängen von Biotin ab. Biotin stabilisiert den Blutzuckerspiegel, hilft gegen Depressionen, Schlafstörungen und beim Fettabbau. Nur bei intakter Darmflora steht es ausreichend zur Verfügung.

Pantothensäure ist notwendig für die Energieproduktion, den Fettstoffwechsel, den Sauerstofftransport und die Funktion der Zellwände. Mangelerscheinungen sind Müdigkeit, Kopfschmerzen, Muskelschmerzen und Immunschwäche.

Vitamin C fängt in unserem Körper freie Radikale ab und schützt damit unsere Körperzellen vor Entartung zu Krebszellen. Es stärkt die Funktionen des Immunsystems, indem es die Produktion des Zellschutz-Proteins Interferon ankurbelt und dadurch Krankheitserregern das Eindringen in Zellen erschwert. Vitamin C wirkt sich positiv aus auf die Bildung von kollagenen Fasern, die das Grundgerüst von Bindegewebe, Knorpel und Knochen bilden. Es sorgt für gesundes Wachstum, unterstützt Wundheilung, hilft gegen Knochenschwund und strafft Bindegewebe und Haut.

Vitamin E, auch Tocopherol genannt, ist ein fettlösliches Vitamin. Es schützt unsere Körperzellen effektiv vor Angriffen freier Radikalen, es verhindert die Bildung gefährlicher Blutgerinnsel im Blut und wirkt entzündungshemmend. Vitamin E stärkt das Kreislaufsystem, beschleunigt Heilungsprozesse und hilft bei rheumatischen Erkrankungen.

Mineralstoffe und Spurenelemente

Calcium ist unentbehrlich für den gesunden Knochen- und Zahnaufbau. Es ist beteiligt am optimalen Zusammenspiel von Muskulatur und Nerven. Fehlt es, hat dies Störungen der Blutgerinnung, Übererregbarkeit von Nerven und Muskulatur zur Folge und führt zu Knochenabbau.

Magnesium benötigt unser Körper für den Aufbau von Knochen und Bindegewebe. Ohne Magnesium funktionieren viele Enzyme und die Muskulatur nicht. Ein Mangel hat Auswirkungen auf alle chemischen Reaktionen im Stoffwechsel. Als Folge können auftreten Muskelschwäche, Wadenkrämpfe, Kribbeln in den

Gliedern, Nervosität, Depressionen, Herzrhythmusstörungen, Knochenprobleme, Zahnausfall und Blasenprobleme.

Natrium ist unentbehrlich für den Wasserhaushalt unseres Körpers. Es hält den Druck in den Körperzellen aufrecht, spielt eine Rolle bei der Funktion von Nerven und Muskeln. Mangel hat zum Beispiel zu niedrigen Blutdruck, Krämpfe und Schwindel zur Folge.

Kalium unterstützt die Erhaltung des Säure-Basen-Gleichgewichts. Der Mineralstoff ist wichtig bei der Nervenreizleitung und einigen Enzymsystemen. Fehlt er, kann dies zu Müdigkeit, Verstopfung bis hin zu Herzrhythmusstörungen führen.

Eisen wird vor allem für den Aufbau des Blutfarbstoffs Hämoglobin benötigt, der den Sauerstofftransport von der Lunge in die Körperzellen übernimmt. Ein Mangel bedingt Blutarmut mit Müdigkeit, Kopfschmerzen und Reizbarkeit.

Zink ist wichtig für die Synthese von Enzymen, die den Stoffwechsel regulieren. Es stabilisiert die Zellmembran. Zinkmangel führt zu Wachstumsstörungen, schlechter Wundheilung, Antriebsstörungen, Depressionen, Lernschwäche,

Haarausfall, grauen Haaren, verminderten Sexualfunktionen. Wegen seiner zellschützenden Wirkungen wird es auch unterstützend in der ganzheitlichen Krebstherapie eingesetzt.

Phosphat ist wichtig für den Aufbau von Knochen und Zähnen. Phosphatmangel hat Skelettverformungen zur Folge.

Selen schützt durch seine antioxidative Wirkung Zellen vor freien Radikalen, denen wir durch Umweltgifte, Rauchen, Medikamente und falsche Ernährung sowie energiereiche Strahlung vermehrt ausgesetzt sind. Selen beugt der Entstehung von Krebs vor. Es aktiviert das Immunsystem, wirkt entzündungshemmend und unterstützt die Regulation des Blutdrucks.

Mangan macht munter und zuversichtlich. Es spielt eine Rolle bei der Sexualhormonherstellung, der Kollagenbildung und Blutgerinnung. Das Spurenelement hilft der Leber, Umweltgifte zu entsorgen.

Jod ist der wichtigste Bestandteil der Schilddrüsenhormone. Es hat einen Einfluss auf den Fettstoffwechsel. Bei Mangel kommt es zu Kropfbildung und Gewichtszunahme.

Kupfer ist notwendig zur Blutbildung, im Skelettaufbau, für das Bindegewebe und das Nervensystem. Mangelerscheinungen sind u.a. Blutarmut, Schlafstörungen, Bluthochdruck und Arteriosklerose.

Silicium baut unser Körper in Bindegewebe, Knochen und Knorpel ein. Defizite führen zu Verschleißerscheinungen der Gelenke, ein geschwächtes Immunsystem, Bindegewebs- und Venenschwäche.

Chrom wird nur in winzigsten Mengen benötigt. Es erleichtert Insulinmolekülen den Kontakt mit Körperzellen, weswegen das Spurenelement einen Einfluss auf den Blutzuckerspiegel hat: zu hoher wird gesenkt (bei Diabetes), zu niedriger angehoben (Müdigkeit, Leistungsschwäche).

Molybdän arbeitet im Stoffwechsel eng mit den Mineralstoffen Eisen, Schwefel und Kupfer zusammen. Damit hat Molybdän Einfluss auf die Energieprozesse und den Eiweißstoffwechsel, der auf schwefelhaltigen Aminosäuren basiert.

Zucker, Eiweiße, Aminosäuren, Fette

Über die in der Noni-Frucht vorkommenden Nährstoffe liegen keine detaillierten Angaben vor. Das Vorkommen von Fruchtzucker, Traubenzucker und Saccharose ist allerdings bestätigt. Der Eiweißgehalt dürfte in der Menge eher gering sein. Nachweise liegen vor für wichtige Bausteine der Proteine, die Aminosäuren Alanin, Arginin, Cystin, Glycin, Isoleucin, Leucin, Lysin, Methionin, Phenylalanin, Prolin, Serin, Tryptophan, Tyrosin und Valin. Viele davon sind für unseren Körper essentiell, das heißt, er kann diese Substanzen nicht selbst herstellen, braucht sie aber lebensnotwendig. Aminosäuren sind als Bausteine von Proteinen für unseren Körper von großer Bedeutung, als Material zum Strukturaufbau (Muskulatur) sowie für die funktionssteuernden Enzyme. Ein Mangel an essentiellen Aminosäuren kann eine Vielzahl an Krankheitssymptomen zur Folge haben. Häufig macht er sich durch eine Schwächung des Immunsystems sowie der körperlichen und geistigen Leistungsfähigkeit bemerkbar.

Für das Vorkommen einiger weniger Öle und Fette sowie freier Fettsäuren spricht der Geruch und Geschmack der reifen Früchte. Linolsäure wurde in der Nonifrucht nachgewiesen. Da Noni ja nicht nur Nahrungszwecken dient, ist erklärlich, dass das Hauptinteresse der Suche nach biologisch wirksamen Substanzen gilt.

Biologisch aktive Substanzen

Man findet in der Morinda citrifolia eine Fülle an Alkaloiden, Anthrachinonen, Bioflavonoiden, Glycosiden, Enzymen, Polypeptiden, Schleimstoffen, Wachsen, Harzen, Sterolen und Terpenen. Blätter, Wurzeln und Rinden enthalten ein jeweils typisches, von der Frucht abweichendes Spektrum an Wirkstoffen. Die Anthrachinone und Farbstoffe sind dort zahlreicher als in der Frucht vertreten.

Laut vorliegenden Quellen hat man bislang folgende bioaktive Stoffe in den Nonifrüchten, die hier vorrangig interessieren, nachweisen können:

Alizain, Alimemazin, Alizarin-Alpha-Methyl-Ester, Alkaloide, Anthrachinone, Asperulosid, Benzoesäure, Benzylakohol, Buttersäure, 1-Butanol, Butansäure, Capronsäure, Caprylsäure, Decansäure, Demnacanthal, 8,11,14-Eicosatriensäure, Elaidsäure, Essigsäure, Ethyldecanoat, Ethylhexanoat, Ethyloctanoat, Ethylpalmitat, Ethylthiomethyl-Benzol, Eugenol, Flavonoide, Glycopyranose, Glycoside, Heptansäure, Hexadecan, Hexanamid, Hexancarbonsäure, Hexandicarbonsäure, Hexylhexanoat, Isobuttersäure, Isocapronsäure, Isovaleriansäure, 6-Dodecan-

Gamma-Lacton, Laurinsäure, Limonen, 2-Methylbutansäure, Methyldecanoat, Methylelaidat, Methylhexanoat, Methyloctanoat, Methyloleat, Methylpalmitat, Methylpropansäure, Morandadiol, Morindin, Myristinsäure, Nonansäure, Valeriansäure, Octansäure, Ölsäure, Palmitinsäure, Paraffin, Scopolamin, Scopoletin, Terpene, Undecansäure, Vomifol.

In Bezug auf die Wirkungen im menschlichen Stoffwechsel sind folgende Stoffgruppen besonders interessant:

Alkaloide

Dies sind alkaliähnlich reagierende, Stickstoff enthaltende Kohlenstoffverbindungen. Sie entfalten meist ganz spezifische Wirkungen, die sie zum Heilmittel, aber auch zum Rausch- oder gar Betäubungsmittel machen können. Die Wirkungen sind stark von der Dosis abhängig. Bekannte Alkaloide sind zum Beispiel Koffein (anregend, in Kaffee und Tee), Nikotin (anregend, im Tabak), Solanin (wenig giftig, in grünen Kartoffelteilen), Kokain (sehr anregend, im Kokastrauch), Chinin (wenig giftig, in der Chinarinde), Morphin (anregend, im Mohn) oder Strychnin (giftig). Zehntausende von Alkaloiden sind in Pflanzen gefunden worden. Sie stellen für die Pflanzen quasi Speicherformen für den wertvollen Stickstoff dar.

In Noni gefundene Alkaloide sind Damnacanthal, Morindadiol, Morindin, Scopolamin und Scopoletin. Es gibt keinerlei Hinweise auf giftige Wirkungen oder Gewöhnungseffekte. Ihnen konnten ausnahmslos positive, heilende Wirkungen nachgewiesen werden:

Demanacanthal

Dieses Alkaloid wurde 1993 von den japanischen Forschern Umezawa und Hiramatsu in Noni identifiziert. Von 500 Pflanzen war Noni die ergiebigste Quelle. Demanacanthal hemmt die sogenannte „RAS-Funktion", die bei Lungen-, Darm-, Magenkrebs und Leukämie dafür sorgt, dass abweichend entwickelnde Zellen nicht absterben, sondern sich weiter teilen. Präkanzerogene Zellen erhalten, noch bevor sie sich in echte Krebszellen verwandeln, durch diesen Wirkstoff die Möglichkeit, zu einem normalen Stoffwechsel zurückzukehren.

Morindadiol

Bisherige Forschungen legen nahe, dass dieser Stoff wahrscheinlich kebshemmend wirkt.

Morindin

Wirkt vermutlich ebenfalls krebshemmend.

Scopolamin

Nachgewiesene Wirkungen sind Pupillenerweiterung und Hemmung der parasympathischen Reizleitung. Wirkt gegen Reisekrankheit.

Scopoletin

In zwei Studien der Universität Hawaii konnte dieser Stoff in Noni nachgewiesen werden. Dieses Alkaloid schützt das Herz-Kreislauf-System vor den Wirkungen, die von zu hohem Blutdruck, Gefäßverengungen und Stress ausgehen. Es normalisiert den Blutdruck, erweitert die Blutgefäße, löst Krämpfe und dämmt Schmerzen. Darüber hinaus wirkt Scopoletin entzündungshemmend und unterdrückt die Allergiesymptome auslösenden Wirkungen des Histamins. Es hat zudem pilztötende (fungizide) und keimtötende Eigenschaften.

Die Forschungen zu den Alkaloiden der Noni sind noch nicht abgeschlossen. Es liegen von einigen Wissenschaftlern Ergebnisse und Thesen vor, die von weiteren Forschern noch nicht bestätigt wurden, so dass sie bislang nicht als wissenschaftlich gesichert gelten können. Das Ziel ist die Identifizierung der Stoffe, die die beobachteten Heilwirkungen in einem biochemischen Modell nachvollziehbar machen.

Xeronin

In einigen Quellen wird diese Substanz als Hauptwirkstoff der Noni apostrophiert. Xeronin wird von Autoren zum Teil zu den Alkaloiden gezählt, zum Teil aber auch zu den Enzymen. Xeronin soll sich aus den Vorstufen Proxeronin und Proxeronase unter Mitwirkung von Serotonin entwickeln. Xeronin wurde bislang allerdings nur von seinem Entdecker Dr. Ralph Heinicke beschrieben. Er fand diesen von ihm Xeronin genannten Stoff allerdings nicht in Noni, sondern in der Ananas bei der Suche nach deren Wirkstoffen. Dr. Heinicke stellte die These auf, dass Xeronin ein Stoff sei, der von jeder Körperzelle zur Aufnahme von Zellnährstoffen und zur Ausscheidung von schädlichem „Stoffwechselmüll" benötigt wird. Xeronin soll nötig sein, damit viele Proteine ihre Arbeit im Stoffwechsel erledigen können. Proteinen fließt durch Xeronin angeblich aus Wasser Energie zu, was ihnen ermöglicht, sich chemisch oder elektrisch zu betätigen. Das Alkaloid nutze dabei seine Eigenschaft, die Molekülgruppen (Cluster) des Wassers gezielt aufzuspalten.

Die Ähnlichkeit des Xeronins mit anderen Alkaloiden erkläre auch die Funktion bei der Suchtentwöhnung. Es verdränge die süchtig machenden Alkaloide, z.B. das Nikotin, genau an den Stellen, wo die sich aufgrund ihrer Ähnlichkeit mit Xeronin „breit machen" konnten.

Da andere Wissenschaftler diese Thesen von Dr. Heinicke bislang nicht bestätigt haben, wollen wir sie als (vielleicht) hilfreiches Erklärungsmodell ansehen. Es erscheint allerdings nicht gerechtfertigt, alleine darauf die Wirksamkeit von Noni zu begründen. Noni ist ein mild wirkendes Harmoniemittel aus der Natur. Die vielfältigen Effekte sind höchstwahrscheinlich nicht alleine auf einen einzigen Inhaltsstoff zurückzuführen, sondern auf die Ganzheit der einmaligen Zusammensetzung des Naturerzeugnisses.

Weitere bioaktive Inhaltsstoffe der Nonifrucht:

Serotonin/Tryptophan

Das biogene Amin Serotonin spielt als Mediatorsubstanz und Neurotransmitter eine Rolle bei der Steuerung des Wach-Schlaf-Rhythmus, der Schmerzwahrnehmung, der Körpertemperatur und der Verdauung. Serotonin wird zur Biosynthese von Melatonin in der Zirbeldrüse benötigt. Melatonin wiederum ist die Substanz, die für gesunden, erholsamen Schlaf sorgt und gegen schnelles Älterwerden helfen soll. Serotonin wird in unserem Körper aus der essentiellen Aminosäure Tryptophan synthetisiert, die in Noni gefunden wurde.

Noni-PPT

In ihrer Doktorarbeit hat Anne Y. Hirazumi versucht, den Stoff in Noni zu finden, der für eine Antitumorwirkung verantwortlich zeichnet. Sie stellt die These auf, dass es sich nicht um einen einzelnen Wirkstoff handelt, sondern um eine Stoffgemeinschaft, die sie als „Noni-PPT" bezeichnet. Sie konnte dieser Stoffgruppe Wirkungen wie Immunmodulation und positive Effekte bei der Entwicklung von Lewis-Lungenkrebs zuordnen. Die Gruppe ist nicht in Alkohol löslich und besteht aus Lipiden, Proteinen, Aminozuckern und Polysacchariden, die sowohl für die Regeneration der Zellwände eine Bedeutung haben als auch für die Aktivität von Enzymen und das Immunsystem. Noni-PPT konnte Fresszellen (Makrophagen) und T-Zellen des Immunsystems aktivieren. Das Wachstum von Krebszellen wurde gehemmt.

Noni-PPT aktiviert Gamma-Interferon. Dieser Botenstoff sorgt für eine gesteigerte Cortisol-Produktion und bringt das Immunsystem quasi in Alarmbereitschaft. Die Produktion von Interleukinen wird unterstützt, was eine überschießende Reaktion des Immunsystems verhindert. Noni wirkt also sanft modulierend.

Interessant ist auch die Feststellung von Anne Y. Hirazumi, dass eine Kombination von geringen Dosen konventioneller Chemotherapie mit Noni-PPT in Tierversuchen längere Überlebensdauer und bessere Heilwirkungen zeigte. Noni scheint also die Wirkung der Chemotherapie zu verbessern.

Terpene

Diese Wirkstoffgruppe ist mit den Carotinoiden verwandt. Wie diese sind sie fettlöslich und können sogar durch die Haut aufgenommen werden. Man vermutet einen Einfluss auf die Regenerationsfähigkeit der Körperzellen.

Flavonoide

Es handelt sich um eine große Gruppe von Inhaltsstoffen, die nicht nur in den Pflanzen wichtige Funktionen ausüben, sondern auch für uns Menschen von Bedeutung sind. Eine große Untergruppe zählt zu den Pflanzenfarbstoffen. Sie sorgen für gelbe und rote Farbtöne in Blüten und Früchten. Die meist roten Anthocyane wirken adstringierend, sorgen z.B. für den Wundverschluss. Flavonoide sind reaktionsfreudig und verbinden sich gerne auch mit aggressivem Singulett-Sauerstoff und anderen freien Radikalen. Sie wirken auch in unserem Körper als Antioxidanz und schützen die Blutgefäße davor, durch Einlagerung von oxidierten Fetten zu verhärten oder zu verstopfen. Isoflavonoide werden auch als Pflanzenöstrogene bezeichnet. Ihre Ähnlichkeit mit den menschlichen Hormonen nutzt man, um Wechseljahresbeschwerden natürlich zu lindern.

Anthrachinone

Sie sind Ausgangsstoffe für die Farbgewinnung. Alizarine, die gelben und roten Farbstoffe der Morinda citrifolia, sind typische Vertreter der Anthrachinone. Ihnen kommen aber auch medizinische Wirkungen zu. Sie sind antibakteriell und mild darmregulierend.

Enzyme

Enzyme sind aktive Eiweißstoffe, die an fast allen biochemischen Reaktionen in unserem Körper maßgeblich beteiligt sind. Aufspaltung der Nahrung, Synthese von Stoffen, Verbindung von Molekülen, Wachstum, Energiegewinnung und Ausscheidung von Schlacken wäre ohne diese Funktionsstoffe nicht möglich. Wie die Ananas liefert auch frische Nonifrucht eine Fülle an aktiven Pflanzenenzymen, die unseren Stoffwechsel anregen.

Wissenschaftliche Studien

Die wissenschaftliche Erforschung der Noni reicht bis in die 50er Jahre des letzten Jahrhunderts zurück. In Tierstudien konnten N. Morthy 1960 und H. Yenkins 1970 zeigen, dass die blutdrucksenkenden Wirkungen von Noni auf das enthaltene Scopoletin zurückgehen.

Ausgangspunkt der neueren wissenschaftlichen Erforschung der Wirkungen von Noni war das im Jahre 1985 veröffentlichte Buch „La´au Hawaii, Traditional Uses of Plants", in dem Prof. Dr. Isabella A. Abbott, Leiterin des Botanischen Instituts der Universität Hawaii, ihre Erkenntnisse über den traditionellen Gebrauch von Pflanzen bei der Bevölkerung Hawaiis niederlegte. In diesem Forschungsbereich der sogenannten „Ethnobotanik" beschrieb sie die Tradition, Noni als Naturheilmittel einzusetzen bei Magen-Darmproblemen, Arthritis, Verstauchungen, Menstruationsproblemen, Folgen von Bluthochdruck sowie Krebs.

Aufmerksamkeit erregte Noni vollends durch einen Artikel, den C.A. Ganal und Y. Hokama von der John A. Burns School of Medicine in Honolulu 1993 in der angesehenen Zeitschrift FASEB veröffentlichten über den Effekt von

Noniextrakt auf Thrombocyten. Anfang der neunziger Jahre des letzten Jahrhunderts erschienen dann eine Reihe von wissenschaftlichen Arbeiten, die sich mit den Wirkungen von Noni bei der Krebsbehandlung beschäftigten. Studien von A. Hirazumi, E. Furusawa, S.C. Chou und Y. Hokama zeigten, dass Mäuse, denen ein Lewis-Lungenkrebs implantiert wurde, nicht 14 Tage überlebten, sondern, sofern sie Noni bekamen, sogar 38 Tage. In ihrer Doktorarbeit, die diese Studie weiterführte, kommt Anne Y. Hirazumi zu dem Ergebnis, dass es einen Zusammenhang zwischen Hemmung des Tumorwachstums und einer Aktivierung des Immunsystems geben muss. Sie bezeichnet den Wirkstoffkomplex als „Noni-PPT" und empfiehlt, Noni begleitend zu geringen Dosen konventioneller Chemotherapie zu geben, da diese Kombination eine höhere Überlebensdauer und Heilwirkung hervorrufe.

Im Jahre 1993 hatte eine japanische Forschergruppe um Umezawa und Hiramatsu von der Keio-Universität den Wirkstoff Damnacanthal in Noni nachweisen können. Damnacanthal ist ein Hemmstoff für die sogenannte RAS-Funktion, die zu ungebremstem Zellwachstum führt.

Noni war unter 500 Pflanzen die ergiebigste Quelle für Demnacanthal.

Eine japanische Forschergruppe um Dr. Umezawa veröffentlichte 1994 das Ergebnis einer Untersuchung von mit dem Aids-Virus befallenen Zellen. Ein aus Noni isoliertes Anthrachinon war danach in der Lage, die Zerstörung HIV-infizierter Zellen zu verzögern.

Dr. Neil Solomon berichtet über Studien, in welchen die Senkung zu hohen Blutdrucks durch Noni im Focus des Interesses lag. An der Universität von Hawaii machte man dafür den Wirkstoff Scopoletin verantwortlich, der die feinen Äderchen durchlässiger macht. Dieses Ergebnis wurde bestätigt durch Studien der Stanford Universität, der Universität von Kalifornien (UCLA) und am Union College in London.

Oscar Levand von der Universität in Hawaii berichtete bereits 1963 über antibakterielle Wirkungen des Nonisaftes. Er überprüfte die Effekte bei Salmonella typhosa, verschiedenen Arten von Shigella-Bakterien, Pseudomonas aeruginosa, Proteus morganii, Staphylycoccus aureus, Bacillus subtilis und Escherichia coli.

Dr. Neil Solomon berichtet über Ergebnisse von französischen Wissenschaftlern der Universität in Metz, von denen er im Jahr 1995 erfuhr. Ihr pharmazeutisches Labor hatte herausgefunden, dass Noni eine zentral analgetische Wirkung hat, also Schmerzen an der zentralen Stelle des Gehirns unterdrückt. Die Wirkung erreichte bis zu 75 % derjenigen von Morphiumsulfat, ohne dass Noni süchtig macht.

Trotz der Vielzahl an wissenschaftlichen Studien, die sich mit den Heilwirkungen von Noni befassen, bleibt noch vieles über die biochemischen Wirkzusammenhänge im Dunkeln. Vielleicht ist dies auch besser so, denn wie würde es Noni ergehen, wenn es der Pharmaindustrie gelänge, einzelne Wirkstoffe zu isolieren und synthetisch herzustellen? Es gibt nicht wenige, die davon überzeugt sind, dass nur die ganze Frucht so schonende und gleichzeitig nebenwirkungsfreie Effekte entfalten kann. Das Ganze ist mehr als die Summe seiner Teile. Und den Menschen auf den Südseeinseln, die sonst wenig wirtschaftliche Alternativen haben, ginge damit vielleicht die Basis eines kleinen wirtschaftlichen Erfolges verloren. Anne Hirazumi schreibt zum Abschluss ihrer Doktorarbeit über Noni: „Obwohl das uralte Wissen über die Noni-

Pflanze seit etwa 2.000 Jahren in der Welt bekannt ist, bleiben die Wirkungen dieser Pflanze in den meisten Bereichen ein Mysterium." Was aber kümmert demjenigen, dem Noni hilft, dass Wissenschaftler nicht wissen, wie dies geschieht?

In diesem Zusammenhang ist eine Studie von Dr. Neil Solomon interessant. Ohne die Wirkmechanismen näher zu beschreiben, hat er durch eine Befragung von Naturheilärzten erfasst, welcher Prozentsatz der Behandelten bei den verschiedenen Erkrankungen über Besserungen nach der Einnahme von Noni berichteten. Insgesamt wurden über 8.000 Fälle ausgewertet. In einer späteren Veröffentlichung standen ihm sogar über 10.000 Fälle zur Verfügung. 78 Prozent der Patienten, die Noni einnahmen, berichteten über Besserungen ihrer Erkrankung. In weniger als 5 Prozent der Fälle wurde über unerwünschte Nebenwirkungen berichtet wie Aufstoßen, erhöhte Darmtätigkeit oder leichter Ausschlag. Aufstoßen und erhöhte Darmtätigkeit verschwanden in der Regel nach Reduzierung der Dosis, allergischer Hautausschlag spätestens 72 Stunden nach Absetzen von Noni. Tabelle 1 zeigt das Ergebnis der Studie.

Tabelle 1

(Solomon, Neil, Nature's Amazing Healer Noni. Utah 1998)

Symptome/Erkrankungen	Patienten	Erfolgs-quote (%)
Raucherentwöhnung	447	58
Schlaganfall	983	58
Nierenprobleme	2.127	66
Krebs	847	67
Muskelaufbau	709	71
Stresserscheinungen	3.273	71
Schlafprobleme	1.148	72
Übergewicht	2.638	72
Wachsamkeit, Geistesgegenwart	2.538	73
Depression	781	77
Atmungsprobleme	2.727	78
Allgemeinbefinden	3.716	79
Arthritis	673	80
Herzprobleme	1.058	80
Diabetes Typ 1, Typ 2	2.434	83
Allergien	851	85
Bluthochdruck	721	87
Schmerzen, Kopfschmerzen	3.785	87
Sexualität	1.545	88
Konzentrationsvermögen	301	89
Verdauung	1.509	89
Energiearmut, Müdigkeit	7.931	91

Tabelle 2

(Werner, Mathias M, Noni. Das Handbuch für Anwender,
Ärzte und Heilpraktiker. München 2000)

Symptome/Erkrankungen	Patienten	Erfolgs-quote (%)
Raucherentwöhnung	24	54
Fibromyalgie	11	54
Wachsamkeit, Geistesgegenwart	11	54
Krebs	9	55
Schlaganfall	5	60
Herzprobleme	13	61
Übergewicht	24	62
Allergien	8	62
Atmungsprobleme	27	63
Depression	14	64
Diabetes Typ 2	6	66
Verdauung	15	66
Arthritis	42	69
Schmerzen, Kopfschmerzen	43	72
Sexualität	5	80
Cholesterinspiegel	16	87

Matthias M. Werner zitiert eine weitere Untersuchung von Dr. Neil Solomon, in welcher die
Behandlungserfolge von 93 Patienten erfasst
sind, die ausschließlich mit Noni behandelt

wurden (Tabelle 2). Das heißt, hier gibt es keine Effekte, die von weiteren begleitenden Behandlungsmethoden herrühren könnten. Zwar können diese Ergebnisse aufgrund der geringen Anzahl der Beteiligten keinen Anspruch auf Repräsentativität erheben. Die registrierten Effekte sind dennoch bemerkenswert, zumal sie sämtlich oberhalb von 50 % liegen.

Hauptanwendungen

Allergien/Immunsystem

Bei Allergien zeigt das Immunsystem überschießende Reaktionen auf einzelne Substanzen. Es reagiert so, als ginge es darum, lebensbedrohliche Feinde abzuwehren. Dabei handelt es sich um ganz harmlose Stoffe, die keine Bedrohung darstellen wie zum Beispiel Blütenstaub. Das Immunsystem eines Heuschnupfen-Allergikers produziert Antikörper, die bei Kontakt mit Blütenpollen die ganze Abwehr alarmieren und zu den bekannten allergischen Reaktionen führen wie Schleimhautschwellungen, Steigerung der Durchblutung, Augenjucken, Niesen etc.

Autoimmunerkrankungen wie Arthritis, Rheuma oder Diabetes Typ 1 stellen ebenfalls Fehlfunktionen des Immunsystems dar. Es richtet sich in diesen Fällen gegen körpereigene Zellen.

Die andere Seite der Medaille sind Abwehrschwächen, also Unterfunktionen des Immunsystems. Zeichen dafür sind erhöhte Anfälligkeiten für Infektionen mit Viren, Bakterien und Pilzen, Erkältungskrankheiten, Mandelentzündungen, Candida-Befall, Energiearmut. Letztlich zählen auch Aids und Krebs dazu.

Ursachen für Fehlfunktionen des Immunsystems sind vielfältig. Sie reichen von Fehlernährung, veränderter Darmflora, Drogen- und Genussmittelgebrauch, über Belastungen durch Gifte aus der Umwelt, aus Zahnfüllungen, aus Medikamenten bis hin zu Störungen im konkreten Umfeld (Elektrosmog, geopathische Störungen) und im sozialen Umfeld (Stress, Beziehungsprobleme).

Behandlungen müssen in der Regel ganzheitlich und behutsam erfolgen, wenn sie nicht nur die Symptome oberflächlich kaschieren sollen, sondern dazu beitragen wollen, das sensible Gleichgewicht des Immunsystems wieder herzustellen. Noni kann dabei sehr gute Hilfe leisten.

Scopoletin erleichtert das Atmen, der PPT-Faktor moduliert das Immunsystem bei Allergien positiv. Wissenschaftliche Studien zeigen, dass positive Effekte zu verzeichnen sind bei Pilzinfektionen wie Candida albicans, Soor (Mundpilze) und Scheideninfektionen, bei Virusinfektionen wie Herpes Typ 1 und 2, dem Epstein-Barr- und HI-Virus sowie Bakterieninfektionen von Darm und Harnwegen.

In Fällen von Immunschwäche wirken Alkaloide aus Noni anregend auf die Phagozyten, Makrophagen und Lymphozyten. Die Produktion von T-Zellen steigt. Für den Noni-Inhaltsstoff Damnacanthal ist nachgewiesen, dass er Bakterienwachstum hemmt. Weiterhin werden als Wirkstoffe in diesem Zusammenhang Anthrachinone und Glycoside, die man in der Nonifrucht finden kann, diskutiert.

Es gibt Hinweise darauf, dass Noni das Beschwerdebild von Asthma-Patienten verbessern kann. Begründet ist dies durch die Wirkungen von Scopoletin, welches entspannt und Krämpfe löst sowie den Effekten bei Allergien. Bestehende Behandlungen dürfen nicht abgebrochen werden. Aber vielleicht gelingt es mit Noni,

Schwere und Häufigkeit von Anfällen zu verringern.

Blutdruck/Herz

Herz-Kreislauf-Erkrankungen sind die Todesursache Nr. 1. Bluthochdruck, Herzschwäche und Herzinfarkt sind die Diagnosen. Medikamente gegen zu hohen Blutdruck zählen zu den am häufigsten verordneten Arzneien. Hoher Blutdruck zeigt an, dass das Herz sich mehr als normal anstrengen muss. Abgesehen von den Fällen, wo ein erhöhter Blutdruck die Folge von anderen Erkrankungen ist wie hormonelle Fehlsteuerungen oder Nierenerkrankungen, liegt die Ursache überwiegend an den Lebensumständen. Übergewicht, falsche Ernährung, Arterienverkalkung, Alkohol, Nikotin und nervliche Einflüsse spielen dabei wichtige Rollen.

Gemessen wird der Blutdruck in Millimeter Quecksilbersäule (mm HG). Der systolische, höhere Wert gibt den Druck an, der aufgebaut wird, wenn der Herzmuskel sich zusammenzieht. Der diastolische, niedrigere Wert wird zwischen den Herzkontraktionen gemessen, wenn der Herzmuskel entspannt ist. Risiken entstehen bei höheren Werten als 160/100 mg HG.

Kurzfristige Schwankungen sind normal, Risiken entstehen erst dann, wenn der Blutdruck dauerhaft erhöht ist.

Die blutdrucksenkende Eigenschaft von Noni gehört zu den am frühesten dokumentierten Wirkungen. Bereits 1934 beschrieb sie E. Handy im Rahmen der Dokumentation der Volksmedizin auf Hawaii. F.L. Tabrah und B.M. Eveleth vollzogen dies 1966 wissenschaftlich nach. Als Hauptwirkstoff wird Scopoletin angesehen, welches erstmalig 1993 aus Noni isoliert werden konnte. Scopoletin erweitert verengte Blutgefäße. Das Blut fließt daraufhin leichter durch, so dass das Herz nicht mehr einen so hohen Druck aufbauen muss.

Wie andere Naturheilmittel, z.B. der Weißdorn, ist Noni aber nicht in der Lage, einen bereits niedrigen Blutdruck noch weiter zu senken. Im Gegenteil: Noni beweist seine Wirkung als Harmoniemittel dadurch, dass es niedrigen Blutdruck anhebt. Menschen mit niedrigem Blutdruck leiden oft unter Antriebsschwäche und Müdigkeit, denen mit der Nonieinnahme gegengesteuert wird.

Noni scheint auch Wirkungen bei Herzerkrankungen aufzuweisen, wie man aus der Befragung von Neil Solomon schließen kann. Hier wirken vielleicht die enthaltenen Glycoside, einer Stoffgruppe, zu denen auch einige Herzmedikamente zählen. Eine angepasste Ernährung ist bei Herz-Kreislauf-Erkrankungen immer angezeigt. Zunächst ist eventuelles Übergewicht abzubauen. In der Nahrung sollten tierische Fette gemieden werden, dafür adernfreundliche Vitamine und Antioxidantien wie Vitamin C, Vitamin E, Beta-Carotin und Lycopin enthalten sein. Der Salzkonsum spielt nur bei ganz wenigen Menschen mit Bluthochdruck eine Rolle. Nikotin, Alkohol und Koffein sollten reduziert oder ganz gemieden werden. Der Blutzuckerspiegel ist zu kontrollieren, mindestens zweimal die Woche sollte eine Ausdauersportart betrieben werden. Für die Nervenseite: lernen Sie den Umgang mit Stressfaktoren sowie eine Entspannungstechnik.

Depressionen/ Allgemeinbefinden

Trübes Wetter oder Regen genügen manchem, um in eine depressive Stimmung zu verfallen. Zum Glück handelt es sich dabei meist nicht um eine echte Depression, eine behandlungsbedürftige Krankheit der Seele, die durch tiefe Traurigkeit, Hoffnungs- und Perspektivlosigkeit gekennzeichnet ist. Man lässt sich treiben, grübelt, versinkt in ein tiefes Loch, aus dem es kein Entrinnen zu geben scheint. Gefühle von Nutzlosigkeit und Unfähigkeit machen sich breit, das Interesse an der Umwelt nimmt ab.

Die ganze Bandbreite von mehr oder weniger häufigen depressiven Verstimmungen bis hin zur echten Depression sind weit verbreitet. Anlässe sind Lebensveränderungen wie Pubertät oder Wechseljahre (Midlifecrisis), traumatische Ereignisse wie der Tod nahestehender Menschen oder überlebte Krisensituationen, schwere Erkrankungen, Probleme in den sozialen Beziehungen oder Fehlverarbeitung von starken Emotionen.

Noni kann das Allgemeinbefinden verbessern und hilft vielen Menschen mit depressiven Zuständen. Hauptwirkprinzip ist die Förderung des auch als Glückshormon bezeichnete Serotonins. Noni verbessert die Bindefähigkeit der Rezeptoren für Serotonin. Der Botenstoff verbessert dann die Übertragung von Signalen im Gehirn. Außerdem sorgt Noni für mehr Energiebereitstellung und vermehrt die Antriebskräfte. Betroffene nehmen die Umwelt wieder wahr, schlafen besser und nehmen ihr Leben wieder in die Hand. Ideale Unterstützung erfährt Noni durch den asiatischen, roten Ginseng.

Diabetes

Immer mehr Menschen erkranken immer früher an Diabetes. Von fast 5 Millionen Menschen ist in der Bundesrepublik bekannt, dass sie unter dem Typ 2, dem sogenannten Altersdiabetes, leiden. Etwa 300.000 haben den Typ 1, den sogenannten Juvenilen Diabetes, der am häufigsten zwischen dem 11. und 15. Lebensjahr erstmalig auftritt. Als Ursache für den Typ 1 gilt eine Autoimmunerkrankung, die die Vorstufe des Insulins zerstört. Die Betroffenen müssen zeitlebens Insulin spritzen.

Vom Altersdiabetes sind zunehmend Menschen ab dem 30. oder 40. Lebensjahr betroffen. Die Ursachen sind neben einer genetischen Disposition Übergewicht, zu wenig Bewegung und falsche Ernährung. Man rechnet mit einer Dunkelziffer von 100 % der bekannten Fälle. Die Spätfolgen sind Gefäß- und Nervenschädigungen mit

Ausfällen von Gefäßen und Nerven sowie ganzer Organe wie Niere, Herz oder Augen.

Beim Diabetiker produziert die Bauchspeicheldrüse nicht mehr ausreichend Insulin. Diese Substanz öffnet die Zellen für den Einritt des Zuckers. Fehlt sie, überschwemmt der Zucker das Blut. Die Niere versucht vergeblich, durch Ausscheidung großer Mengen Wasser gegenzusteuern.

Es ist noch unklar, wie Noni bei Diabetes hilft. Vielleicht spielen Inhaltsstoffe eine Rolle, die die Bauchspeicheldrüse anregen, Insulin zu produzieren oder die Körperzellen wieder empfindlicher auf Insulin reagieren zu lassen. Neil Solomon berichtet jedenfalls über Symptomverbesserungen bei 83 Prozent der Diabetiker, die Noni eingenommen haben. Dies sollte immer begleitend und beobachtend zur bisherigen Therapie erfolgen. Sinnvoll ist bei Typ 2 auf jeden Fall eine Reduktion des Körpergewichts, was mit Noni auch leichter zu erreichen ist.

Entzündungen/Arthritis/Rheuma

Diese Erkrankungen sind sämtlich mit einhergehenden Schmerzen verbunden. Zur Gruppe der rheumatischen Erkrankungen zählen nahezu 450 verschiedene Leiden. Arthritis bezeichnet die Entzündung von Gelenken, verbunden mit Schwellungen und folgender Einschränkung der Bewegungsfreiheit. Oft sind Mischformen mit Verschleißerscheinungen, der Arthrose, zu beobachten. Sie treten nach Überbeanspruchungen oder auch altersbedingt auf. Bei der rheumatoiden Arthritis bekämpft das eigene Immunsystem Körperzellen, vor allem in den Gelenken von Händen, Füßen, Knie, Hüften und Ellenbeugen. Rheuma kann aber auch Weichteile wie Muskeln, Sehnen oder Bänder befallen. Oft ist die Arbeitsfähigkeit schwer Betroffener erheblich eingeschränkt.

Hervorragende Wirkung von Noni ist die Schmerzbekämpfung, die auf die enthaltenen Alkaloide und weitere Inhaltsstoffe zurückgeführt wird. Scopoletin und Sterole haben entzündungshemmende Eigenschaften. Schwellungen werden verhindert oder reduziert, die zunehmende Beweglichkeit sorgt für bessere Durchblutung und verbessert ihrerseits das Beschwerdebild. Noni verringert oxidative Prozesse und regt die Selbstheilungskräfte an, wenngleich eine vollkommene Heilung bei fortgeschrittener Erkrankung selten zu erwarten ist.

Unterstützen Sie Noni durch eine Ernährungs-
umstellung auf viel Rohkost, hochwertige
Pflanzenöle mit reichlich Omega-3-Fettsäuren
(z.B. Leinöl), Gamma-Linolensäure, z.B. aus
dem Nachtkerzensamen, sowie den antioxidativen Vitalstoffen Beta-Carotin, Lycopin, Vitamin
E, Vitamin C, Selen und Silicium.

Erschöpfung/Chronische Müdigkeit
Stress/Konzentrationsfähigkeit

Jeder Mensch ist mindestens einmal am Tag
müde. Unser Körper signalisiert damit, dass er
Zeit zur Regeneration benötigt. Die Organe
kommen ohne Schlaf nicht aus. Ständiger
Schlafentzug kann lebensbedrohliche Folgen
haben. Aber ist es normal, sich täglich weit vor
dem Abend müde zu fühlen? Müde aufzustehen
und sich den ganzen Tag nicht voll konzentrie-
ren und nicht mit voller Leistung seinen Tätig-
keiten nachkommen zu können?

Jeder gesunde Mensch verfügt über Energiereserven, die gebraucht werden, wenn besondere
Leistungen gefordert sind, zum Beispiel bei
Krankheiten oder vor Prüfungen. Wer allerdings
ständig seine Leistungsreserven in Anspruch

nimmt, erschöpft seine Energiereserven. Viele Betroffene sind Opfer von chronischem Stress, übersteigerten Anforderungen in Beruf und im Privatleben. Wenn keine längere „Auszeit" genommen wird in Form eines Urlaubs oder einer Kur, kann es zu chronischen Erschöpfungserscheinungen kommen. Körperliche und geistig-seelische Leistungsfähigkeiten sind stark herabgesetzt, selbst alltägliche Aufgaben fallen unglaublich schwer.

Noni wirkt als Adaptogen. Die Südseefrucht hilft, besser mit körperlichen und geistigen Stressfaktoren umzugehen. Energie wird effizienter genutzt, die Stimmung verbessert sich, die Erholungsphasen führen zu wirklicher Regeneration. Optimismus macht sich breit, Hoffnung und seelische Kraft wachsen. Im Gegensatz zu Aufputschmitteln wie Nikotin oder Coffein gibt es mit Noni kein Risiko der Gewöhnung und keinen weiteren Raubbau an den Reserven. Investieren Sie die gewonnene neue Energie nicht in die alten „Tretmühlen", sondern in Aktivitäten, die Ihnen ein ausgeglichenes Leben ermöglichen. Ändern Sie die Einstellung zu Stressauslösern und lernen Sie mit Entspannungstechniken tiefe Erholung zu fördern.

Krebs

In jedem Zellkern unseres Körpers liegt die gesamte Erbinformation vor. Sie ist quasi fest programmiert in der sogenannten DNA, einem Eiweißmolekül, welches aus zwei Strängen besteht, die wie Wendeltreppen umeinander verschlungen sind. Die Codierung entsteht aus der einmaligen Kombination der Erbinformationen aus der Eizelle der Mutter und der Samenzelle des Vaters. Die Abfolge der vier Aminosäuren Adenin, Cytosin, Guanin und Thymin legen die Informationen fest. Sie steuern die Produktion von Eiweißen in der Zelle und damit die Aufgaben im Verbund des Organismus. Laufend werden aus Eiweißbausteinen Kopien von Abschnitten des Erbgutes gefertigt. Diese müssen einwandfrei sein. Geschieht hier ein Fehler, läuft in der hochkomplexen biochemischen „Fabrik" der Zelle etwas schief. Der Fehler kann vernachlässigbar sein, aber auch lebensbedrohend. Die Zelle kann sich vielleicht nicht mehr ausreichend mit Energie versorgen oder die Kommunikation mit anderen Zellen wird unterbrochen. Die Körperzelle stirbt ab und wird durch andere ersetzt.

Am schlimmsten für den Gesamtorganismus ist es, wenn durch einen Fehler das Zellteilungsprogramm in Gang gesetzt wird und Wachstumsbegrenzungsfunktionen ausfallen. Dann teilt sich die Zelle ohne Ende. Wenn bösartige Tumore von unserem Immunsystem nicht erkannt und bekämpft werden, wachsen sie unbegrenzt und streuen sogar Zellen aus, die im Körper als Metastasen an anderen Stellen weiter wachsen.

Die Ursachen für die Krebsentstehung sind vielfältig und längst noch nicht hinreichend bekannt. Als Auslöser der Fehlsteuerungen sind bislang chemische Gifte, krebserregende Stoffe in der Luft, im Tabakrauch, in Lebensmitteln, Stoffwechselprodukte wie die freien Radikale und energiereiche Strahlen identifiziert, die die Gene der gesunden Zelle schädigen. Um das Risiko einer Krebserkrankung zu minimieren, sollten Faktoren, die beeinflussbar sind wie Rauchen, Schadstoffaufnahme und Optimierung des Immunsystems in der Lebensgestaltung beachtet werden.

Noni kann dabei helfen. Vorbeugend schützen die antioxidativen Vitalstoffe vor der Entstehung eines Tumors. Viele der Wirkstoffe der

Südseefrucht stärken die Körperabwehr. Es gilt als sicher, dass Noni die Produktion von Interferon stimuliert, einem Stoff, der die Makrophagen, Fresszellen des Immunsystems, anregt. Demnacanthal stoppt das Teilungsprogramm, die sogenannte RAS-Funktion, von Krebsvorläuferzellen. Eine japanische Studie zeigte, dass Demnacanthal das Enzym Thyrosinkinase behindern kann, welches das Wachstum von Zellen fördert. In der mit Noni verwandten Pflanze Morinda cordifolia haben japanische Wissenschaftler bicyclische Hexapeptide identifiziert, die eine Antitumorwirkung entfalteten.

Es gibt Hinweise darauf, dass Noni auch bei vorliegender Krebserkrankung die Therapien unterstützen kann. Denn Noni kann die Überlebenszeit von mit Lungenkrebs infizierten Mäusen signifikant verlängern. Anne Hirazumi macht dafür das sogenannten Noni-PPT verantwortlich. Sie empfiehlt die Kombination von Chemotherapie und Noni. Es scheint also sinnvoll zu sein, konventionelle Krebstherapien mit Noni zu unterstützen. Die schmerzdämpfenden, stimmungsaufhellenden und energiespendenden Eigenschaften wirken zudem sinnvoll ergänzend und verbessern die Lebensqualität in der Therapie. In keinem Fall sollte Noni aber ohne Wissen des Arztes eingenommen oder Therapien abgebrochen werden.

Magen-Darm-Probleme

In der Volksmedizin wird Noni sowohl bei Durchfällen als auch bei Verstopfung gegeben. Dies muss kein Widerspruch sein, denn oft sind beide Symptome nur die beiden Seiten einer Medaille und wechseln sich beim Reizdarm-Syndrom nicht selten auch ab.

Akute Durchfälle haben ihre Ursache meist in einem Befall mit Viren, Bakterien oder Parasiten. Die Ursache des Darmkatarrhs ist die Entzündung der Darmschleimhaut, ausgelöst durch Infektionen. Nach vorliegenden Berichten wirkt Noni gegen viele Bakterien, sogar gegen Salmonellen. Verantwortlich sind dafür die Anthrachinone. Stoffen dieser Gruppe, aus der verwandten Pflanze Morinda tropica isoliert, konnten Wirkungen gegen Plasmodien nachgewiesen werden. Gegen Amöben wirkt Morinda morindiodes, eine weitere Verwandte der Morinda citrifolia. Empfehlenswert ist bei Durchfällen die Unterstützung durch ein Silicium-Gel, welches Gift- und Schlackenstoffe, Gase und

Geruchsstoffe bindet, Entzündungssekrete aufsaugt und die Schleimhaut rasch heilen lässt.

Bei Verstopfung wirken nicht nur die Anthrachinone der Noni, sondern auch die Bitterstoffe, die Bauchspeicheldrüse, Leber und Galle anregen und für mehr Bewegung des Darms sorgen. Noni wirkt gegen Candida albicans, ein Pilz, der häufig den Darm befällt, wenn zu wenig Ballaststoffe, jedoch zu viel Zucker und Eiweiß gegessen werden. Zusätzlich zur Einnahme von Noni sollte ausreichend getrunken, ballaststoffreich gegessen werden mit viel frischem Obst, Gemüse und Vollkornprodukten. Pre- und präbiotische Nahrungsergänzungen unterstützen die Regeneration der Darmflora. Regelmäßige Bewegung hilft zusätzlich.

Schmerzen

Grundsätzlich zeigen uns Schmerzen Verletzungen an oder sind Hinweise darauf, dass etwas in unserem Körper nicht richtig funktioniert. Akuter Schmerz geht vorüber, wenn die Ursache beseitigt ist. Viele Menschen leiden aber unter regelmäßig auftretenden oder chronischen Schmerzen. Kopfschmerz, Migräne, Rückenschmerzen, Gelenkschmerzen und die mit der Krankheit Fibromyalgie einhergehenden Muskelschmerzen sind weit verbreitet.

Linderung von Schmerzen zählt zu den in der Volksmedizin überlieferten Wirkungen von Noni. Die örtlich vorkommende Bezeichnung von Noni als „Schmerzkillerbaum" zeugt davon. Noni half früher dabei, schmerzhafte Initiationsriten zu ertragen. Wissenschaftler am Laboratoire de Pharmacognosie an der Universität in Metz konnten die analgetische Wirkung in einem Tierversuch an Mäusen nachweisen. Die Wirkung war signifikant und dosisabhängig sowie umkehrbar durch die Zufuhr von Naloxon, einem Mittel, welches als Gegenmittel zu Morphium bei Überdosierungen eingesetzt wird. Im Unterschied zu Opiaten zeigte sich kein Suchtpotential, und das bei einer Schmerzlinderung, die bis zu 75 % der von Morphium erreichte.

Schmerzlinderung kann nicht die Suche nach den Ursachen ersetzen. In vielen Fällen hilft Noni jedoch, die meist mit Nebenwirkungen belasteten Schmerzmittel reduzieren zu können. Synergieeffekte entstehen durch die gleichzeitige Förderung von Schlaf und die antidepressive Wirkung von Noni.

Sexualität

Die Volksmedizin gibt Hinweise auf Wirkungen von Noni im Bereich der Sexualität. Dabei ist aber nicht davon auszugehen, dass diese Südseefrucht ein sexuelles Aufputschmittel oder gar Viagra-Ersatz ist. Enttäuschung ist vorprogrammiert, wenn man alleine durch die Einnahme von Noni die Lösung unterschiedlicher sexueller Probleme erwartet.

Zum einen gibt es jedoch Hinweise darauf, dass Noni eine verringerte Hormonproduktion steigern kann. Dies wird auch als Grund dafür angesehen, dass Noni Probleme in den Wechseljahren positiv beeinflusst. Zum anderen löst Noni Verspannungen, Verkrampfungen, hellt die Stimmung auf und verleiht neue Lebensenergie. Unter diesen Voraussetzungen kann Lustempfinden und sexuelle Aktivität gedeihen. Immerhin 88 % von 1.545 Befragten bestätigten diese Wirkung von Noni in der Untersuchung von Neil Solomon.

Suchtentwöhnung

Drogen haben meist aufputschende Wirkungen oder verändern die Wahrnehmung. In unserer Gesellschaft sind manche erlaubt wie Nikotin, Alkohol oder Coffein, andere illegal wie Cannabis, Opiate, Halluzinogene, Kokain etc. Die Wirkungen in unserem Organismus sind unterschiedlich, die Nebenwirkungen mehr oder weniger gesundheitsschädlich. Allen gemeinsam ist jedoch, dass Gewöhnungseffekte eintreten und der Verzicht schwer fällt. Beim Absetzen treten unangenehme Entzugserscheinungen auf.

Erfahrungen aus der Volksmedizin der Südsee zeigen, dass Noni helfen kann, von Drogen loszukommen. Wie dies funktioniert, ist noch nicht geklärt. Der Energieschub, den Noni liefert, lässt das Verlangen nach der Droge in den Hintergrund treten. Stimmungsverbesserung und erholsamer Schlaf machen es leichter, auf die gewohnte Droge zu verzichten. Noni hilft dabei, mit den Entzugserscheinungen fertig zu werden. Die Südseefrucht kann aber nicht den Willen zum Aufhören ersetzen. Hilfreich sind zudem ein regelmäßiger Tagesablauf, Entspannungsübungen, sportliche Betätigungen und evtl. das Herausgehen aus dem Alltagstrott. Viel Trinken und blutreinigende Tees unterstützen die Entgiftungsarbeit des Körpers.

Übergewicht

Die Deutsche Gesellschaft für Ernährung geht davon aus, dass fast 50 % der über 40-Jährigen Übergewicht aufweisen. Ursachen sind fast ausschließlich zu viel Essen und zu wenig Bewegung. Unser Körper ist noch so programmiert, dass die Energie, die nicht sofort benötigt wird, für schlechte Zeiten in Fettdepots gespeichert wird. Trotz übermäßiger Nahrungszufuhr leiden die meisten Menschen unter dem Gefühl, nicht ausreichend versorgt zu sein. Dies ist auch kein Wunder, denn Süßigkeiten, Back- und Teigwaren aus weißem Mehl, zucker- und alkoholhaltige Getränke, fette Fast-Food, süße und pikante Snacks liefern unserem Körper kaum noch die Vitalstoffe, die er braucht. Neben dem ästhetischen Problem stellt Übergewicht ein oft unterschätztes Gesundheitsrisiko dar für die Entstehung chronischer Erkrankungen wie Herz-Kreislaufkrankheiten, Stoffwechselstörungen, Rheuma und Erkrankungen des Stützapparates.

Noni liefert wichtige Nährstoffe, Vitamine, Mineralstoffe, Spurenelemente und reichert die tägliche Nahrung an. Die Südseefrucht sorgt für einen Energieschub und verbessert Stimmung und Lebenslust, so dass nicht nur mehr Energie verbrannt wird, sondern auch der Antrieb da ist für Sport und Bewegung. Oft liefert Noni den entscheidenden Anschub, das Leben so zu verändern, dass auch das Gewichtsproblem in eine natürliche Balance kommt. Wie Neil Solomon feststellte, gaben 72 % von 2.638 übergewichtigen Menschen an, dass sie mit Noni wesentlich an Gewicht verloren hatten.

Anbau/Ernte

Noni wächst heute noch überwiegend wild. Erster kulturmäßiger Anbau wird aus Hawaii berichtet. Die Morinda-Pflanze ist anspruchslos, braucht keine Düngung und ist nicht anfällig für Schädlinge. Pflanzenschutz oder Gifteinsatz ist nicht notwendig. Die mineralstoffreiche Lava-Verwitterungserde der Inseln vulkanischen Ursprungs liefert ihr alles, was sie zum gesunden Gedeihen braucht. Ernte ist laufend möglich, da die Früchte das ganze Jahr über ständig nachreifen. Einer der größten Hersteller von Noni-Produkten benutzt nach eigenen Angaben nur 5 % des Wildbestands von 80 Inseln Französisch-Polynesiens.

Verarbeitung

Bei der Vielzahl an Inhaltsstoffen und deren unterschiedlichen Zusammensetzungen während des Reifungsprozesses ist es wichtig, sie im richtigen Stadium zu ernten. Die Nonifrucht sollte gepflückt werden, wenn sie sich von der dunkelgrünen Farbe der unreifen Frucht hellgrün färbt und bevor sie weiß, fast transparent ist. Aufgrund des natürlichen Enzymgehaltes sollte die Nonifrucht so bald wie möglich nach der Ernte weiter verarbeitet werden, damit durch beginnende Abbauprozesse nicht wichtige Inhaltsstoffe zerstört werden.

Zwei anschließende Verarbeitungsschritte sind üblich:

- Gewinnung des Press-Saftes
- Gewinnung des Trockenpulvers.

Der reine Press-Saft enthält ca. 88 % Wasser, der Rest sind wertgebende Bestandteile. Zur Haltbarmachung muss der Noni-Saft entweder mit Konservierungsstoffen versetzt oder pasteurisiert werden. Der herbe, käsige Geschmack der Frucht findet sich im reinen Press-Saft natürlich wieder. Er wird daher zur Einnahme in der Regel mit anderen Fruchtsäften gemischt.

Weit verbreitet sind einnahmefertige Mischungen des Nonisaftes mit anderen Fruchtsäften, die den typischen Käsegeschmack überdecken. Wichtig für den Anwender ist, den Anteil von Noni im Fertigsaft zu erfahren, denn nur dieser gibt ihm letztlich den erwarteten Nutzen. Schauen Sie also genau auf's Etikett und suchen Sie die Angabe, wie viel Nonisaft das Präparat enthält.

Die schonende Trocknung des Saftes direkt nach der Gewinnung entzieht das Wasser, so dass keine weitere Konservierung erfolgen muss, also weder der Zusatz eines Konservierungsstoffes noch eine thermische Behandlung. Gefriertrocknung ist dabei schonender als Sprühtockung unter hohen Temperaturen. Gefriergetrocknetes Nonipulver enthält sogar noch aktive Enzyme. Der Trockenextrakt liegt meist in einem Verhältnis von 10:1 vor. Das heißt, aus 10 Litern Nonipresssaft wird ein Kilo Nonipulver gewonnen.

Das Pulver aus der Nonifrucht kann ohne Probleme und Qualitätseinbußen sowie kostengünstig aus der Südsee oder von Hawaii nach Europa transportiert werden. Hier wird es dann unter hiesigen Qualitätsstandards entweder in Kapseln gefüllt oder zu trinkfertigen Säften, oft unter Zusatz von den Geschmack verbessernden Obstsäften, rückverdünnt. Diese Präparate sollten eine Angabe darüber tragen, wie viel Originalsaft sie rechnerisch enthalten.

Die äußerliche Anwendung von Noni ist bislang nicht sehr verbreitet. Erst vereinzelt kommen Cremes und Lotionen auf den Markt, denen Noniextrakte zugesetzt sind.

Noni-Produkte/
Darreichungsformen

Aus der Frucht:
Reiner Press-Saft, pasteurisiert oder mit Konservierungsstoffen haltbar gemacht. Nicht mit Konservierungsstoffen versetzter Saft hat nach dem Öffnen auch kühl gelagert eine begrenzte Haltbarkeit.

Getrocknetes Saftpulver hat den Vorteil, ohne Konservierungsmaßnahmen lange haltbar zu sein und alle Wirkstoffe zu enthalten. Feinde des Pulvers sind Schädlinge und Feuchtigkeit. Wird es rasch weiterverarbeitet zu Tabletten oder Kapseln, ist eine lange Haltbarkeit und Wirksamkeit gewährleistet.

Das Noni-Fruchtsaftpulver ist auch Grundlage für in den Verwenderländern zubereitete Rückverdünnungen. Man fügt dabei entweder so viel Wasser zu, wie bei der Trocknung entfernt wurde oder auch Teile von anderen Fruchtsäften, was gleichzeitig den Geschmack verbessert.

Aus anderen Pflanzenteilen
Neben der Nonifrucht enthalten Blätter, Wurzeln, Rinden, Blüten und Samen auch heilende

Wirkstoffe. Die traditionelle Volksheilkunde der Südseeinseln nutzte auch diese Pflanzenteile. Heute wird allerdings außerhalb der Ursprungsländer fast ausschließlich der Saft der Nonifrucht verwendet, flüssig oder getrocknet. Selten findet man Tee aus Noniblättern. Damit alle Wirkstoffe genügend Zeit haben, in den Teeaufguss überzugehen, sollte Noni-Tee länger ziehen als andere Tees: bis zu 10 Minuten werden empfohlen.

Kosmetik-/Körperpflegeprodukte

Obwohl Noni traditionell bei Schwellungen, Schnittwunden, Verbrennungen und anderen Verletzungen verwendet wird, steckt die Anwendung in pflegender Kosmetik und Körperpflege noch in den Kinderschuhen. Die hervorragenden Eigenschaften der Morinda citrifolia bei Hautproblemen lassen jedoch vermuten, dass der Einsatz wirksamer Extrakte in Naturkosmetik – ähnlich wie bei Aloe Vera – nicht lange auf sich warten lassen wird.

Extrakte/Essenzen

Für die Anwendungen von Blütenextrakten in verschiedenen feinstofflichen Therapien stehen, vergleichbar mit den bekannten Bach-Blüten, wässrige und/oder alkoholische Auszüge aus Noni zur Verfügung. Die Anwendung liegt in der Hand des jeweiligen Behandlers.

Dosierung/Anwendung

Die „normale" Dosis einer vorbeugenden, begleitenden Nahrungsergänzung mit Noni liegt bei 30 ml pro Tag (zwei Esslöffel) Nonifruchtsaft (pur oder mindestens 90 % Nonianteil) für einen Erwachsenen. Es ist allerdings zu empfehlen, anfangs bis zu drei mal zwei Esslöffel Nonisaft zu nehmen. Kinder bekommen eine anteilige, ihrem Körpergewicht entsprechende Menge. Gesunde Personen können die Dosierung am unteren Level halten. Für Menschen mit nicht so stabiler Gesundheit, ungesunder Lebensweise, Stress oder Gesundheitsproblemen ist es vielleicht sinnvoller, nach der langsamen Gewöhnung höhere Dosierungen zu probieren, zumindest für drei bis sechs Monate, um danach auf eine „normale" Dosierung für die Dauereinnahme zurückzugehen. Generell sollte jeder versuchen, die für ihn passende individuell richtige Dosierung zu erspüren.

Behalten Sie den Saft einige Zeit im Mund. Einige Inhaltsstoffe können nämlich schon über die Mundschleimhaut aufgenommen werden. Trinken Sie ein Glas Wasser hinterher, das beschleunigt die Passage durch den Magen. Vermeiden Sie das gleichzeitige Trinken von Kaffee, schwarzem Tee, Milch oder Alkohol sowie eine gleichzeitige Nahrungsaufnahme. Wenn Sie den Geschmack von purem Nonisaft nicht mögen, weichen Sie aus auf trinkfertige Mischungen oder verdünnen Sie den Nonisaft selbst mit naturreinem Fruchtsaft, am besten mit Wasser im Verhältnis 1:1 verdünnt.

Durch die Konzentration bei in Kapseln oder Tabletten verwendetem Nonifruchtpulver ist meist die Einnahme von einer bis zwei Kapseln täglich ausreichend. Beachten Sie in jedem Fall die Empfehlung des Herstellers ihres Noniproduktes.

Bei vorliegenden Erkrankungen kann es sinnvoll sein, die Dosierung auf bis das dreifache der „normalen" Dosis zu erhöhen. Achten Sie jedoch darauf, dass man zunächst mit einer niedrigen Dosierung beginnen sollte, denn es dauert einige Tage, bis sich der Magen-Darm-

Trakt an die bislang fremden Inhalts- und Wirkstoffe gewöhnt hat.

Es ist zwar Ihr Recht, sich auch bei schwerwie-
genden Gesundheitsproblemen selbst zu behandeln. Da Sie aber vielleicht nicht alle Konse-
quenzen abschätzen können, empfehle ich bei
ernsthaften Erkrankungen den Rat von Ärzten
und Heilpraktikern einzuholen. Sprechen Sie
auch ab, ob kombinierte Therapien mit Noni
sinnvoll sein können. Bei Einnahme von Medikamenten sollte, um mögliche negative Wechselwirkungen zu vermeiden, die Einnahme von
Noni mindestens eine halbe Stunde vorher erfolgen. Dasselbe gilt für die Nahrungsaufnahme.
Auch sie sollte, damit Noni möglichst schnell,
ungehindert und vom Magensaft nicht geschä-
digt aufgenommen werden kann, erst eine halbe
Stunde nach der Noni-Einnahme erfolgen. Es
wird teilweise über positive Wechselwirkungen
mit Medikamenten berichtet, d.h., dass es
manchmal möglich ist, die Dosis von Medikamenten herabzusetzen, weil Noni die Aufnahme
verbessert oder die Funktion unterstützt.

Die Noni-Einnahme zeigt im besten Fall inner-
halb von Tagen erste Wirkungen. Nach zwei bis
drei Monaten sind die meisten Symptomverbes-

serungen zu beobachten. Sollte nach dieser Frist der von Ihnen erwartete Effekt noch nicht eingetreten sein, erhöhen Sie eventuell die Dosis. Es sprechen bislang auch keine Erfahrungen dagegen, Noni als Harmoniemittel dauernd in „normaler" Dosis einzunehmen.

Selbst wenn manche Autoren vom „Wunder aus der Südsee" sprechen, ist es gewiss nicht so, dass Noni alleine jedes Gesundheitsproblem lösen kann. Vor allem nicht in der Form, wie es manchmal gewünscht ist: nur eine (natürliche) Pille schlucken und alles wird gut. Wer sich aber auf den Weg macht, die Erlangung seiner Gesundheit als individuelles Gleichgewicht zu suchen, dem wird Noni eine wertvolle Hilfe sein.

Kontraindikationen/ Nebenwirkungen

Im allgemeinen ist Noni auch für Kinder unbedenklich. Bei Kleinkindern, Schwangeren und Stillenden sollte zur Sicherheit der Arzt gefragt werden. Wegen möglicher Anregung von Leber und Galle ist Menschen mit Vorbelastungen oder Erkrankungen in diesem Bereich ebenfalls zu empfehlen, die Einnahme vorher mit ihrem Arzt abzusprechen. Diabetiker müssen den natürlichen Zuckergehalt des Nonifruchtsaftes anrechnen. Bei vorliegender Belastung des Darms mit Pilzen, z.B. Candida albicans, ist ebenfalls der Zuckergehalt des Saftes zu berücksichtigen. Meist überwiegt allerdings die positive Wirkung der Anthrachinone und übrigen Wirkstoffe die des relativ geringen Zuckergehaltes.

Die Wirkungen von Noni auf das Immunsystem sollten nach Organtransplantationen und bei Chemotherapie bedacht werden.

Gibt es Nebenwirkungen?

Nach heutigem Kenntnisstand gibt es bei „normaler" Dosierung keine Nebenwirkungen der Nonifrucht. Bei therapeutisch erhöhtem Einsatz ist eine laxierende, also abführende Wirkung möglich mit verstärkter Leberaktivität und erhöhtem Gallefluss.

Es sei darauf hingewiesen, dass bei Noni wie bei jedem Naturprodukt mit je nach Sorten, Herkunft, Boden und Wachstumsbedingungen schwankenden und noch nicht vollständig bekannten Inhaltsstoffen auszugehen ist. Wie bei allen anderen Substanzen kann es in seltenen

Fällen zu allgemeinen Unverträglichkeiten und allergischen Reaktionen kommen. Nach den vorliegenden Daten aus den USA reagieren weniger als 2 % der Patienten allergisch auf Noni. Sollten Sie nach der Anwendung von Noni allergische Reaktionen bemerken wie schweren Durchfall oder Hautreaktionen, unterbrechen Sie die Anwendung und begeben Sie sich gegebenenfalls in ärztliche Behandlung. In seltenen Fällen können nach Noni-Einnahme leichte Magen-Darm-Beschwerden auftreten wie Blähungen, Aufstoßen oder Durchfall. Sie verschwinden meist nach kurzer Gewöhnung. Wenn nicht, reduzieren Sie die Dosierung.

Seit dem Jahr 1943 wird Noni in den USA als sicheres Lebensmittel in der GRAS Liste (Generally Regarded As Safe) des U.S. Departement of Agriculture aufgeführt. In der EU ist die Sache allerdings seit dem 15.5.1997 etwas komplizierter. Zu diesem Zeitpunkt trat nämlich die Verordnung Nr. 258/97 über sogenannte „neuartige Lebensmittel" in Kraft. Das auch abgekürzt „Novel-Food-Verordnung" genannte Regelwerk war ursprünglich gedacht gewesen zur Überprüfung von zum Beispiel transgenen Lebensmitteln oder neuartigen, künstlichen Fettersatzstoffen. Diese sollten zunächst ihre Unbedenklichkeit nachweisen, bevor sie an den Verbraucher gebracht werden durften. So ganz nebenbei (oder doch eher bewusst?) traf die neue Verordnung aber auch „normale" Lebensmittel, die vor 1997 im europäischen Kulturkreis unbekannt oder nicht in nennenswertem Umfang verkauft wurden. Auch für diese muss nachgewiesen werden, dass sie als Nahrungsmittel unbedenklich sind. Was bei den Abertausenden von Inhaltstoffen fast unmöglich ist. So lange eine Zulassung nicht vorlag, durfte Noni wie andere „exotische" Lebensmittel in der EU zunächst nicht vermarktet werden. Dies darf man nicht mit einem begründeten Verbot verwechseln. In der Wirkung kam dies allerdings einem Verbot gleich.

Vier Jahre haben die Importeure von Noni das Verfahren in Brüssel betrieben und konnten Mitte 2003 die erste Zulassung nach der Novel-Food-Verordnung erreichen. Seither können sämtliche Anbieter von Noni eine Zulassung erwirken, die bestätigt, dass Noni dem hohen Standard der EU an unbedenklichen Lebensmitteln in jeder Hinsicht erfüllt. Der Anwender hat damit im Prinzip mehr Sicherheit als beim Verzehr einheimischer Gemüse- oder Obstsorten, die diese Zulassungsprozedur aufgrund ihres „Heimvorteils" nie durchlaufen mussten.

Noni für Tiere

Auf den polynesischen Inseln kann man beobachten, wie sich freilaufende Schweine gerne von wilden Nonifrüchten bedienen. Die gute Gesundheit ihrer Schweine führen die Bewohner auf dieses Verhalten zurück. In Freiheit lebende Tiere besitzen ja bekanntermaßen noch gute Instinkte, die sie zielgerichtet zuträgliche Nahrung und sogar Heilmittel finden lassen. In den USA experimentierten daraufhin Tierärzte mit Nonisaft und fanden antivirale und keimtötende Eigenschaften bestätigt. Besonders bei Behandlung und Vorbeugung von Parasitenbefall leistet Noni eine natürliche Hilfe. Noni verleiht Haustieren eine stabile Gesundheit. Hunde, Katzen, Pferde, Meerschweinchen und Vögel mögen den Saft oft gerne pur oder mit Wasser verdünnt. Berechnen Sie die Dosierung nach dem Verhältnis des Körpergewichts Ihres Tieres zu dem eines erwachsenen Menschen, den man mit 60 kg ansetzen kann. Wiegt Ihr Hund also zum Beispiel 6 kg, dann bekommt er ein Zehntel der „normalen" Tagesdosis.

Checkliste für den Kauf von Noni-Präparaten

Bevor Sie sich für ein Noni-Präparat entscheiden, überprüfen Sie anhand nachfolgender Checkliste, ob es sich um ein Qualitätserzeugnis handelt:

- Wie wurde der Saft haltbar gemacht? Durch schonendes Pasteurisieren oder durch Hinzufügen von Konservierungsstoffen?

- Welche geschmacksverbessernden Zusätze wurden verwendet? Reine Fruchtsäfte oder Aromastoffe?

- Wie hoch ist der Anteil der Nonifrucht im Fertigprodukt? Sind mindestens 90 % garantiert?

- Bei Produkten auf Basis von getrocknetem Extrakt: wurde dieser mit Wärme gewonnen oder schonend durch Gefriertrocknung?

- Bei trinkfertigen Drinks und Kosmetikprodukten: wie hoch ist der rechnerische Anteil von Noni im Fertigerzeugnis?

- In welchem Land wurde das Fertigerzeugnis produziert? Bedenken Sie: nicht jedes Land der Erde hat eine vergleichbar strenge Arznei- und Lebensmittel-Gesetzgebung sowie Kontrolle wie Deutschland.

- Über welche Vertriebsform wird das Erzeugnis angeboten? Im Direktvertrieb müssen hohe Kosten des Systems durch den Produktpreis erwirtschaftet werden. Der Fachhändler hat ein Renommee zu verlieren, den „fliegenden Händler", der nur auf der „Wellness-Welle" reitet, sehen Sie vielleicht nie wieder.

- Qualität hat ihren Preis. Kaufen Sie nicht nur den Namen „Noni", denn mit ihm wird leider auch viel Schindluder getrieben.

Kaufen Sie Qualitätserzeugnisse langjähriger renommierter Anbieter, die mit laufenden Wirkstoffanalysen, ihrem guten Namen und unabhängigen Laborüberprüfungen für äußerste Qualität bürgen. Ein gutes Noni-Produkt ist seinen Preis wert, denn es hält, was Naturheilkunde und wissenschaftliche Überprüfungen ganz zu Recht versprechen.

Bücher

Elkins, Rita, *The Noni Revolution*. Utah 2002

Hirsch, Siegrid, *Heilwirkung der Morinda*. O.O. 2003

Kos, Kala, Selby, John, *Die Huna-Lehre*. München 1999

Leonhardt, Claus-Peter, *Noni. Die Frucht des Indischen Maulbeerbaums*. München 2000

Lübeck, Walter, Hannes, Hendrik, *Noni. Fit und vital mit der Kahuna-Zauberfrucht*. Aitrang 2003

Pfeiffer, Simone, *Noni-Energie-Essenzen*. München 2002

Solomon, Neil, *Nature's Amazing Healer Noni*. Utah 1998

Werner, Mathias M, *Noni. Das Handbuch für Anwender, Ärzte und Heilpraktiker*. München 2000

Wiegel, Suzan H., *Das Handbuch der Kahuna-Medizin*. Kreuzlingen 1996.

Dr. Jürgen Weihofen

Aloe Vera

Heilkraft aus der Wüstenpflanze
- *für Gesundheit und Schönheit*

Dass die Aloe Vera bei Hautverletzungen und Verbrennungen wohltuend kühlend und heilend wirkt, hat sich inzwischen herumgesprochen. Aber wussten Sie, dass man Aloe Vera auch innerlich anwenden kann? Dass der Saft der Pflanze entgiftet und das Blut reinigt, das Immunsystem stärkt und insgesamt den ganzen Organismus kräftigt? Aloe findet Verwendung bei Magen-Darm-Beschwerden, sie lindert und heilt Infektionen und Entzündungen, unterstützt die Immunabwehr, wirkt regenerierend und spendet neue Lebenskraft.

Die wirklich erstaunlichen Erfolge der Wüstenlilie haben zu einer unübersichtlichen Fülle von Aloe Vera-Produkten auf dem Markt geführt. Dieses Buch gibt Ihnen wichtige Kriterien an die Hand, die Ihnen die Qualitätsunterschiede der verschiedenen Herstellmethoden verdeutlichen. Eine Checkliste hilft beim Kauf von Aloe-Produkten.

Taschenbuch 2003, 96 Seiten
ISBN 3-925502-24-6

Lesen Sie aus dem *sanoform*-Verlag:

Dr. Jürgen Weihofen

Himalaya-Kristallsalz

- Essenz des Urmeeres

Inhaltsstoffe, Wirkprinzipien und Heilanwendungen

Kristallsalz aus dem Himalaya ist das 250 Millionen Jahre alte Erbe des Urmeeres, der Mutter allen Lebens. Es liefert die ganze Fülle der Mineralien und Spurenelemente sowie heilende Energie. Himalaya-Kristallsalz stammt aus einer Zeit, in der es noch keine Umweltverschmutzungen gab und ist so rein, wie es heute kein Lebensmittel mehr sein kann. Himalaya-Kristallsalz wird nicht nur zum Würzen, sondern erfolgreich äußerlich zur Inhalation, für Spülungen und Bäder sowie innerlich mit der Sole-Trinkkur angewendet.

Taschenbuch 2002, 96 Seiten
ISBN 3-925502-19-X